難病ケアマネジメント研修テキスト

CARE MANAGEMENT TRAINING TEXT

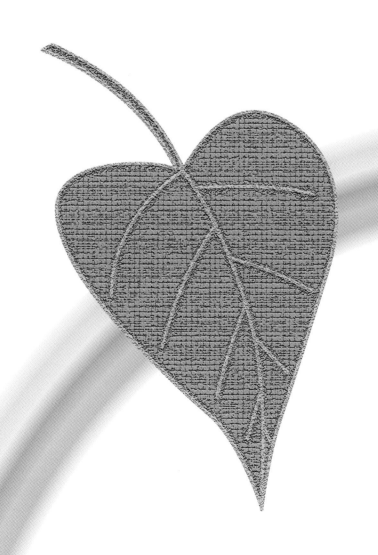

〈編著〉
独立行政法人国立病院機構
箱根病院 神経筋・難病医療センター
小森哲夫

公益財団法人 東京都医学総合研究所
原口道子

東京海上日動ベターライフサービス株式会社
石山麗子

株式会社 **社会保険出版社**

はじめに

　難病の患者の医療等に関する法律（難病法）の施行を受け、難病患者に関わる介護サービスの役割も整理されつつあります。これまで、実施に介護を行う難病患者に関するホームヘルパー（難病ホームヘルパー）の研修が都道府県で行われてきましたが、難病患者に対する介護保険サービスのマネジメント（難病ケアマネジメント）について、網羅的に勉強していただくための基準となるテキストはありませんでした。そこで、この度「難病ケアマネジメント研修テキスト」を作成し、ときには敬遠されがちな難病ケアマネジメントをたくさんの介護支援専門員の方々に理解していただくきっかけになればと思います。身体機能の低下で介護保険サービスがなければ、生活が成り立たない難病患者に対するケアマネジメントにあたり持つべき視点、対象が増えた指定難病と知っておくべき医学的知識、アセスメントと居宅サービス計画の立て方、難病に関わる各種制度での多職種との連携などについて整理しました。また、難病ケアマネジメントの実際についての事例も交えて実際がよくわかるようにしました。

　このテキストは、新たに定められた介護支援専門員研修の研修課程に沿った章立てになっており、研修の課程で難病に特化した勉強をする際にも役立つと思っております。また、難病ケアマネジメントをする際に、簡便に目を通して自信を持ってサービス計画を作成していただけるよう配慮したつもりです。この一冊が、難病患者と家族のそばで生活支援に関わる皆さんを通して、患者・家族の療養の質を高めるために役立つことを期待しています。

　なお、このテキストは、厚生労働省難治性疾患克服研究事業「難病患者等の支援に関する研究」班での検討を通じて、東京都医学総合研究所の原口道子先生、東京海上日動ベターライフサービスの石山麗子先生とともに作成したものです。両先生の多大なご尽力に改めて感謝申し上げます。

国立病院機構箱根病院　神経筋・難病医療センター

院長　小森哲夫

難病ケアマネジメント研修テキスト──目 次

はじめに──3

第1章 難病とは──7

1 難病とは──8
2 指定難病の概要について──8
3 難病のケアに必要な症状の理解──9
4 指定難病の中で介護を必要とする疾病群と介護保険申請患者の頻度──9
5 難病患者のケアの特殊性──9

第2章 難病の基礎知識 難病のケアマネジメントとは──11

1 難病患者のケアマネジメント──12
2 QOL の向上を目指したケア──14
3 病気、症状を理解したケア──15
4 保健・医療・福祉（多職種）との連携──16

第3章 難病のケアマネジメントとその展開 受付及び相談並びに契約──19

1 難病のケアマネジメント・介護支援専門員の立場と役割──20
2 本人・家族の意思確認と総合的整理──21
3 病院との連携・チーム形成──22

第4章 アセスメントとニーズの把握──27

1 難病の病気（進行）の理解──28
2 難病患者の気持ちの理解──31
3 治療の選択や方針に関する医師との情報共有・相談の対応──32
4 家族の理解と家族介護への対応──36
5 生活状況の把握──38

第5章 居宅サービス計画の作成──39

1 難病介護の特徴───40
2 病状進行に対応可能な事業所の調整───42
3 介護保険以外のサービスの利用と調整───52
4 利用者を取り巻く関係者も含めた支援の工夫───53

第6章 サービス担当者会議の意義──55

1 多様な職種によるチーム形成・関係構築───56
2 退院後のサービス調整───57
3 家族と介護職の関係の支援───59

第7章 モニタリング及び評価──61

1 モニタリングの対象と介護支援専門員としての心構え───62
2 モニタリングの実際───62
3 モニタリングと評価の実施は患者を守る専門職の証───68

第8章 わが国の難病対策──69

1 厚生労働省の進める難病対策───70
2 指定難病について───76
3 難病患者に関連する制度───81

付 録──91

事例の概要【様式】①───92
事例の概要【様式】②───97
事例の概要【様式】③───105

第1章
難病とは

1 難病とは

　昭和47年に難病対策要項が決定されわが国における難病対策が始まりました。どのような疾患を難病とするか、すなわち難病の定義は対策をする上での基本となります。平成27年から施行された難病法の検討過程でも、難病をいかに定義するかが議論されてきました。そして、**表1-1**に表すように定義されたのです。この定義に当てはまる疾患は数千に及ぶという説もありますが、そのほとんどは極めて患者数が少ないため、よほどでないと介護の対象として認識されることがないと思われます。

　「難病の患者に対する医療等に関する法律（難病法）」では、医療費助成の対象が一定の基準を満たす疾患に限定されました。これを指定難病といいます。疾患として診断基準が存在していること、一定以下の患者数であることが主要な項目であり、2015年7月には306疾患が指定難病とされています（P76 **表8-3**）。一方、65歳以前から介護保険を利用できる介護保険における特定疾病があります。この範疇に入る難病患者の多くは、ADL障害が明らかで疾病としての障害度が重篤である場合が多くみられます。患者が若い時から介護支援専門員やホームヘルパーが関与する疾患は従前と変化していませんが、今後疾患数が増加する余地は残っているのです。

表 1-1

難病の定義	
1	発病の機構が明らかでなく
2	治療方法が確立していない
3	希少な疾患であって
4	長期の療養を必要とするもの

2 指定難病の概要について

　平成27年1月1日に110疾患、平成27年7月1日に196疾患が指定されて指定難病は306疾患となりました。その内訳で疾患数が多いのは、神経系81疾患、染色体または遺伝子異常39疾患、代謝系34疾患、免疫系27疾患、消化器系22疾患などです。患者数の多い疾患は、これまでの難病施策での特定疾患にも指定されていました。今回新たに指定難病となった疾患では、筋ジストロフィーを除いて介護保険を利用する機会は少ないかもしれません。新たに加わった疾患は希少な疾患が多く、担当する機会も限られる可能性があります。また、小

児期発症の疾患が数多く指定されており、難病法とは別制度である小児慢性特定疾病への医療費助成と重なる疾患が多数みられます。

3 難病のケアに必要な症状の理解

さて、難病患者の生活支援として介護者が関わる時、必ず「心しなければならないこと」があります。難病患者は、定義からもわかるように、治療により病気を完治することはできず、身体的障害を抱えたままの生活を余儀なくされています。身体機能が改善したように見えても、薬剤などで症状をコントロールしているに過ぎず、いずれ身体症状の悪化をきたすことが予見されます。すなわち、生活の自立が図れるようにリハビリテーションなども含めて支援するという介護保険本来の考え方とは一線を画すこととなります。医療サービスを適切に受けながら現状をいかに維持するか、今後の生活設計にあたりADLの低下をどのように勘案するか、在宅での生活が不可能となることを見越した療養計画をどのように考えるかなど、足元だけでなく先を見据えた関わり方に思考を変化させなければなりません。

4 指定難病の中で介護を必要とする疾病群と介護保険申請患者の頻度

65歳以上の高齢者であれば指定難病に限らず介護保険利用を申請できますが、指定難病の中で40歳から介護保険を利用したサービスを受けられる疾患が特定疾病として指定されています（P81 **表8-5**）。指定難病の中でも身体機能の低下によりADL障害が早期から目立ち、かつ進行性である場合が多いのです。また、介護者の負担が大きく、在宅療養の困難性が高いものです。したがって、医療支援の必要性も高く、障害者総合支援法のサービスを利用する頻度も高いといえます。難病患者のケアマネジメントは、このように複数の制度を利用した支援体制を構築する必要がある患者を対象とせざるを得ません。

5 難病患者のケアの特殊性

特性疾病で介護保険を利用したサービスを必要とする患者は、疾病からくる機能障害によりADLの低下が問題となっている場合がほとんどです。したがって、移動、体位変換、摂食・嚥下・

栄養、呼吸、排痰、コミュニケーション、血圧など循環機能、褥瘡など多くの問題が関係してきます。これらは、医療的問題が生活の困難さを引き起こしているのであり、医療サービスとの密接な関係を考慮しなければケアが構築できません。さらに、難病は症状が進行したり障害が長く継続したりします。したがって、身体機能維持、QOL維持・向上、疾病進行を見越したサービスの柔軟な変更、医療や障害サービスの専門職と適時の連携を図るなど、一般の介護保険利用者に対する考え方とは異なる視点を持ってケアを構築しなければ、真の意味でのケアマネジメントとならないのです。

第2章
難病の基礎知識
難病のケアマネジメントとは

1 難病患者のケアマネジメント

1）ケアマネジメント

　一般的にマネジメントとは "管理" と訳されますが、介護・福祉の世界ではモノが介在することが少ないので、人間を対話によって動かすことがマネジメントの中心となります。具体的には、自立した生活を維持し生活の質を向上させるために「複雑かつ複数のニーズを持つ対象者が、在宅で自分らしい生活が継続できるよう社会資源を効率的に組織して結びつける技術」がケアマネジメントです。

　ケアマネジメントの過程について D.P. マクスリーは、アセスメント（assessment）→計画策定（planning）→介入（intervention）→モニタリング（monitoring）→評価（evaluation）のプロセスを反復するものとしています。また、白澤政和は、ケアマネジメントの構成要素として、①対象者（要援護者）、②社会資源、③介護支援専門員、④ケアマネジメントの過程の四つを挙げています。同じく、橋本泰子は、①利用者、②複合的なサービスニーズ、③サービス資源。④支援者チーム、⑤介護支援専門員、⑥過程の六つを挙げており、「構成員は、すべて対等な関係で、利用者の生活障害を解決するために必要な情報を提供し合って情報を共有しなければならない」、「チームの構成員は、全員でアセスメントし、これに基づいて支援計画を作成し、ニーズを解決するための役割分担を明確にし、それぞれ分担したサービスを提供する」ものであると述べています。このようにケアマネジメントは、複数の在宅サービス事業者から成る異業種（多職種）ケアチームを組織し、そのチームで運用するためのサービスのパッケージプランを、ケアマネジメントの過程に沿って介護支援専門員をコーディネーターとしてチーム全体で作成するのであるといえます。

　アセスメントでは、対象者に関して集められた諸情報をもとに課題（ニーズ）の焦点化および明確化をし、続いてチーム力を使いながら対象者の実像に対応した計画策定すなわちケアプランの作成を行っていきます。このケアプランという概念は、高齢者の介護分野はもとより、障害者分野、児童分野、医療分野等で広汎に使用されています。その概念について整理すると、在宅サービスにおけるケアマネジメント技法を用いた「サービスパッケージプラン」とそれに連携して作成される「サービス別ケアプラン」、施設サービスにおいて施設内部で一体的に作成される「施設内ケアプラン」の３種類があります。

2）難病患者のケアマネジメント

　次に、難病患者が対象者の場合のアセスメントに際して、患者が望む生活や最後までその人らしく生活できるようにすることを阻むもの、あるいは患者にできることは何かをアセスメントしたり患者本人に適した支援を考えたりするために介護支援専門員ができることについて考えてみます。ここでの大切な視点は、まず難病という「原因」と病状進行による行動

第2章 難病の基礎知識
難病のケアマネジメントとは

範囲の制約という「結果」があり、そこへ私たち介護支援専門員・医療・福祉の関係者が支援時にどのような「縁」として関わるかが、本人・家族の生活に大きな影響を与える、ということです。したがって、難病の診断を受けた時の本人・家族の思いを受け止め寄り添いながら支援内容を考え、本人のスピードに合わせたコミュニケーションを行うことが重要になります。どんなに立派なケアプランを立てたとしても本人が納得できなければ、それは押しつけとなってしまい、その方の人生を支援するプランではなくなってしまうからです。

特に忘れてはならないのは、難病の患者も支援者も同じ人間であるということです。また、難病は種類も多く症状や進行の速さもさまざまなので、身体的・精神的・社会的に表れている三側面をしっかりアセスメントし、状況に合わせた支援ならびに先を読んだ支援を考え準備しておくことが必要になります。もちろん、患者本人の持っている力や介護力、生活環境への配慮も必要になります。

さらに、難病の病気としての特性を良く把握しておくことも、患者本人の望む生活の支援をする上で重要となります。難病疾患の特徴は、一系統の臓器・器官が罹患することによって関連系統の機能全体に障害が現れることです。例えば神経難病では、精神機能・運動機能・感覚機能が系統的かつ広範囲に害されることがしばしば見られます。運動機能の障害により、筋力低下や筋緊張異常をきたし、運動の遂行が正常にできなくなり、その結果、日常生活に支障をきたします。さらに、感覚機能障害が合併することもあります。在宅生活の維持には、精神・認知機能が維持されているかどうかに大きく左右されます。

一方、難病患者の持つ社会的側面として、患者と家族は多大な精神的・身体的・経済的負担（ハンディキャップ）を背負っている点が挙げられます。発症する時期によっても課題や問題は異なり、教育・就労・経済的なことや介護者支援、社会環境の問題などが挙げられます。よって、公的支援のみならず、友人やボランティアによるインフォーマルな支援を複合的に活用することが必要です。同時に、患者が働きざかりの場合には、本人の治療だけではなく、扶養される家族も含めたケアが必要となります。

この他、難病に関係する制度を熟知していることも重要になります。制度としては、難病対策、障害者総合支援法、介護保険法などに基づくサービスがあります。介護保険においては、第2号被保険者のうちでも筋萎縮性側索硬化症（ALS）をはじめ初老期における認知症、脳血管障害等の老化に起因する疾病の特定疾病（16疾病）の患者は、第1号被保険者と同様に要介護認定を受けることで受給権者になれます。在宅（療養）生活にある難病患者の利用することが多いと考えられるサービスには、介護給付における居宅サービスのうち、「訪問介護」、「訪問入浴介護」、「訪問看護」、「訪問リハビリテーション」、「短期入所生活介護」「居宅療養管理指導料」および「福祉用具貸与」等があります。また、障害者福祉においては「障害者総合支援法」により、「補装具」、「地域生活支援事業」（コミュニケーション支援事業、日常生活用具等）をはじめ、「介護給付」（居宅介護、重度訪問介護等）があります。このように、難病患者の在宅（療養）生活の支援は、各種社会保障制度の整備によって実現されていますが、諸制度があるから問題がないわけではなく、どのように利用されているかが問題です。よって、これらを上手に活用していくためには、ケアマネジメントに携わる専門職として知識・技術・経験を深めていくことが重要です。

13

2 QOL の向上を目指したケア

　QOL（Quality of life、生活の質）を高める看護や介護、福祉サービス、医療、教育、リハビリテーションが注目されています。QOL は一般的には、生活者の幸福感や満足感の質を指し示すものと解釈されていますが、心理的な側面からの要因に限定されたものではなく、身体的・生理的・社会的な側面など幅広い概念を含んだ質を意味しており、人として有意義に生きるにはどうしたら良いのかということを共通基盤としています。しかし、生活の質とは何かと問われれば一般的に即答できる方は少なく、人それぞれに価値観が異なり幸せと感じることが違うことを考えると、「QOL 向上を目指したケア」はとても難しいと思えてしまいます。

　QOL の高い状態については、健康関連 QOL を数値化する道具（尺度）の EQ-5D では、その根本的な思想として「自身で移動したり歩き回るのに問題がなく、身だしなみを整えたり身の回りのことをするのに問題がなく、仕事、勉強、家事、家族・余暇活動を行うのに問題がなく、痛みや不快感がなく、不安でもないしふさぎ込んでもいない」という状態としています。誰も、難病になる人生など予期してはいませんし、難病になる前はごく普通の健康観を持っています。しかし、難病という診断が下りて自身の予後を聞かされ、自分の延命措置について決断しなくてはならなくなると、その選択に悩み自分の未来を絶望したり、家族の介護負担を想像して拒否したりする患者も多く見受けられます。人工呼吸器をつけるか否かの判断も重要になります。しかし、もっと大切にされるべきことは、そこに至るまでの間どのように日々を過ごすかということにあると思います。そして、そのために「私たち支援者はどのような支援ができるのか」を考え、常にアンテナを高くして患者の心に寄り添った支援を行い最新の知識・技術を提供できるように日々スキルアップすることを心がけるべきです。

　ここで、「病気が進行し寝たきりの方の QOL についてどのように支援したか」について筆者が筋萎縮性側索硬化症（ALS）患者（診断を受けて 13 年目の男性）を担当していた介護支援専門員にインタビューした事例を紹介します。この患者は、ADL 低下に伴って意欲が低下し、話すこともなくなり訴えがなくなってきていました。ある日、学生を同行して訪問した折に「学生の教育に力を貸してほしい」と話してみたところ、患者は「自分にできることがありますか」という反応がありました。そこで、「あなたの存在がこの学生を成長させてくれる」と伝えたところ、患者本人は役に立っていることを嬉しく感じ、意欲が回復していきました。「自分は生きていても仕方がない」「何もできずに周囲に迷惑をかけている」と感じていた患者が、「役割を自覚し社会貢献ができるように支援することの大切さを実感した」そうです。また、別の患者の例ですが、病気が進行しても今まで欠かさず行っていた俳句の会への参加や趣味の写真などするために、理学療法士（PT）、作業療法士（OT）・看護師・保健師・ヘルパーが情報を共有しながら協力し知恵を出し合い、人工呼吸器を装着しても患者のしたいことが継続出来るようにぎりぎりまで支援を行っています。このように、患者本人が「人生の中で何を大事にし、何をしたいと思っている」のかを尋ね支援することは重要です。

第2章　難病の基礎知識
難病のケアマネジメントとは

　他方、家族（介護者）からは、「自分の時間が欲しい、家族へのケアをして欲しい」という切実な要望や、療養環境の質の向上のために「情報を十分に提供して欲しい」とか、「コミュニケーションやコール等の機器利用を経済的・技術的に援助して欲しい」といった希望をよく耳にします。家族や親族だけの力では対応が難しい場合は、社会資源を使う必要があります。患者のみの QOL だけではなく家族の QOL も視野に入れ、患者・家族の価値観に寄り添いつつ援助者の存在に配慮することも大切といえるでしょう。

3 病気、症状を理解したケア

　介護支援専門員が在宅で関わることの多い難病としては、筋萎縮性側索硬化症（ALS）、多系統神経疾患、パーキンソン病、脊髄小脳変形症などがありますが、これらの症状や対応には共通点が多くあります。ただし、ALS は急激に進行するケースが多いので注意が必要です。

　支援する内容は、難病の診断名、本人の心身状況、家族の介護状況によって当然違ってきます。最初に、患者本人が「いつもと違う、難病の症状ではないか」と心配するような場合には、かかりつけ医への相談や、地域の保健所等の難病担当保健師への相談、（神経）難病医療ネットワーク施設への相談・受診を勧めます。次に、難病と診断を受けた場合でさまざまな療養相談をしたいときには、日本難病・疾病団体協議会の手続き、かかりつけ医・保健所等の難病担当保健師への相談、（介護保険を利用可能なときは）介護支援専門員への相談、日本難病協議会・在宅療養患者家族への相談、神経医療ネットワークなどの相談事業の利用を勧めます。さらに、長期入院・入所を希望している場合には、早急な治療の必要性や、現症状に対して施設と病院のどちらが適切かについて、かかりつけ医に相談・確認します。入院先については、かかりつけ医に紹介してもらうか、保健所・福祉事務所・ALS 全国医療情報ネットワーク施設・（神経）難病医療ネットワークの難病医療専門員等に相談します。他方、施設入所先については、介護保険施設について介護支援専門員に相談したり、身体障害者施設について福祉事務所に相談したりします。

　病院や本人家族からの相談窓口としては、市区町村の役所や地域包括支援センターが初めに関わることが多く、ケアマネジメントの対象となる本人と家族からの依頼を受けて居宅介護支援事業所等と契約を行います。大学病院からの紹介を受けた場合には、地域主治医と病院医師との間で情報共有し支援方法を考えながら密な連携により計画を立案します。病名の診断がついたばかりの時は、介護保険の申請をしても結果は要支援の判定が出ることもありますので、病気の特性や本人の身体状況に合わせながら、先を見越して早めに呼吸・嚥下・リハビリに関する準備や対応策を考えます。そのために、本人や家族の意向も踏まえつつ、PT、OT に早期から関わってもらえるよう働きかけていきます。この時の注意点は、本人や家族が置き去りにならないように十分に留意すること、情報を提供し同意を得る動作を繰り返し行うことです。

　訪問看護師は、軽度のうちは少ない訪問回数から開始して、その方の病気の進行状況や身体

15

状態に合わせて訪問回数を増やしていきます。しかし、本人・家族の不安が大きい場合や急変が考えられる場合は、訪問回数を増やして週数回のペースにする場合もあります。生活支援サービスの導入に際しては、事業者や対応窓口が変わると本人・家族にとってストレスになることを考慮し、本人の病気の進行に合わせて対応できるようなヘルパーを導入します。

依頼する事業所については、難病を理解し本人の状況にあった対応をしてくれる事業所、外出支援や社会との接点が維持できることを考えてデイサービス等の通所系サービスを併設している事業所、緊急時対応ができ病状が進行し医療依存度が高くなっても階段の昇降・胃瘻・吸引などの医療的ケアに対応できる事業所を当初から選択して依頼します。本人が自立し介護度が軽い場合には、ADLと筋力維持を目的に短時間デイサービスの利用を提案したり、多系統萎縮症などゆっくりと進行する疾患については障害者施設（体育指導員）の紹介などの工夫もできます。

病気の進行に伴う嚥下機能低下に関しては、歯科医師・歯科衛生士による口腔ケアや、栄養士による食事指導を行います。またALSの方は、人工呼吸器の装着により中耳炎を併発することがあるので、耳鼻科医師に受診するなどの工夫をします。ALSは球麻痺が進行すると声が出ないことから、本人に合わせたコミュニケーションツールの準備や検討を行い、必要な時期になったらすぐに導入できるように準備をしておきます。

パーキンソン病に対しては、日常生活支援が主要となるので、ヘルパーやデイサービスを利用できるように支援し、薬が効いている時間帯を表に記載して主治医に報告したり、内服薬が効いているときに活動できるような計画を立てたりします。例えば、動ける時間帯にヘルパーと一緒に買い物をしたり、看護師と一緒に入浴したりといった計画を立てることで、本人のできる力を引き出し、QOLを高める支援をするようにします。

脊髄小脳変性症の場合には、障害者総合支援法を利用して余暇の外出ができるようにケアプランを作成していきます。

治らない病気や進行する病気に対しては、患者が今後どのように生きていきたいのか訊きながら、本人の望むような生活をできるだけ長く続けられるようにサービスを組んでいきます。一人の介護支援専門員では、その専門性や知識・経験に左右されることもあるため、関わっている医師・看護師・福祉職などの多職種に相談し、助言をもらいながら支援することが望まれます。

保健・医療・福祉（多職種）との連携

難病は難治性かつ進行性であるため、家族の負担が非常に大きい点など共通した基本的課題があります。そうした課題を十分に理解した上で治療や介護をすることはもちろん、多職種間の連携によって患者や家族のサポートをしたり、社会資源と公的支援ならびにインフォーマルサービスを駆使したりすることがポイントとなります。

また、難病患者が自分らしく主体的に暮らしていくためにも、多方面からの専門的アプローチが必要です。実際、一人の利用者に対して多くの専門職が関わりながらサービスを提供しています。介護支援専門員は、利用者の状況に応じて専門職の連携を調整するコーディネーターとしての役割を担っており、できるだけ多くの事業者や関係機関との顔つなぎや情報共有をするなどして信頼関係構築に努めています。

　ここで、利用者一人ひとりの考え方や価値観、障害の内容や程度、年齢、家族介護の状況等の違いにより利用者ニーズには個別性があるので、多数の要因によって影響を受けていることに配慮しつつ、在宅等での生活支援のほか、利用者の地域における社会参加や自己実現・成長発達の支援もしていきます。また、ニーズは固定的なものではなく、患者の状態変化や成長発達など多様な要因の影響を受けつつ継続的に変化・発展していくものなので、多職種の連携は、単にケア行為を適切に行うというだけではなく、それぞれの視点による共同作業によってより妥当な判断や行動を導き出していくことにつながります。特にケアプラン作成においては、こうしたチームの協働は極めて重要といえます。実際、難病患者の在宅（療養）生活は、医療処置だけでなく、保健（難病対策）および福祉（障害、介護）の各種サービスを併用することになり、医師、看護師、保健師、リハ職、介護職等の多くの専門職が関わることになるので、チームアプローチは大切になります。

　難病を公的に支援する組織としては保健所もあります。介護保険制度の開始後は保健所保健師の係わりが減少していると言われていますが、難病患者は医療依存度も高く主治医との連携などのコーディネートが期待されるので、公的な立場で関わることが可能な機関である保健所の役割は依然として大きいといえます。さらに、一般的な加齢に伴う障害や疾患に対して難病という特殊性があること、介護保険の介護支援専門員のようなコーディネート役を担う人材を十分に確保できないことから、「難病ネットワーク」や「難病医療連絡協議会」は大きな役割を果たしています。

第3章

難病のケアマネジメントとその展開
受付及び相談並びに契約

1 難病のケアマネジメント・介護支援専門員の立場と役割

　一般的に介護支援専門員の役割としては、1) プランニング機能、2) マネジメント機能、3) 調整機能、4) 相談機能、5) 権利擁護機能があるといわれています。介護支援専門員の役割は、難病であっても基本的には変わるものではありません。介護支援専門員は、患者が在宅生活を継続していくための支援としてさまざまな社会資源を調整し、状況変化に合わせて社会資源を変更しながら支援していきます。特に、難病の場合、病気に対する知識と医療依存度の高いことを考えれば、医師、看護師、行政関係者、リハビリスタッフ、ヘルパーとの関係機関を繋ぐ中心的な存在が介護支援専門員といえます。

　ケアマネジメントの過程では、①ケースの発見、②スクリーニング、③インテークの要素を展開します。相談や依頼は、本人・家族からというよりは、病院・包括支援センター・行政の保健師などからくることが多く、訪問して本人・家族の同意を得た上で契約を結びます。

　介護支援専門員の選択においては、病院と地域を結ぶ病院内の地域連携室が、患者・家族からの相談にのった際に在宅サービス体制や介護支援専門員の存在について情報提供し、これを元に患者・家族の希望にあった介護支援専門員を選択できることが望ましいです。しかし、現実には難病専門の介護支援専門員は少なく、一般的な介護支援専門員が紹介されて担当となることが多くみられます。担当介護支援専門員は、患者の退院が決定した時点で、患者・家族の希望を聴きながら在宅における1週間のサービスを見通して計画立案します。

　患者・家族が必要な在宅サービスを求めてきた場合、介護支援専門員がその希望に応じずに介護支援専門員側でサービスを決定することがないようにしなくてはいけません。すなわち、介護支援専門員に対しては患者・家族のニーズにあったケアプランが策定できるような資質が求められており、在宅ケアを支援する場合には、介護支援専門員は制度の趣旨・成り立ちを十分理解した上で、単に社会資源として紹介するだけではなく、活動内容が患者・家族の求める内容に合っているかどうかを吟味する必要があります。一方、医師は、患者の訴えや希望を十分に聴いたうえで、必要な情報を提供するというインフォームドコンセントが不可欠です。

　なお、支援を必要とする人々は、種々のハンディによる困難を抱えてはいますが、基本的にはそのサービスを主体的に利用し、問題解決できる能力を有していることを意識し、本人の持っている力を引き出し、自立した生活が維持できるように支援することが、介護支援専門員の重要な使命になります。よって、福祉サービスの提供においては、患者に代わって課題を解決するのではなく、提供できる制度やその他の社会資源を紹介しながら、患者がそれらを主体的に活用して課題解決に取り組めるように支援していくべきです。

2 本人・家族の意思確認と総合的整理

　ケアプラン作成にあたって中心に置かなければならないのは利用者本人の「意思」です。対象者本人が「一人の人間として、生活者として、周囲と助け合いながらも自立して生きていく」という人間本来の姿を実現させるために、本人の意思確認とその正確な理解が極めて重要になります。その意味で、ケアチームの各メンバーには、本人の「意思」を正しく理解する能力と、カンファレンスによって適切な判断を導き出す力量が求められます。また、本人の意思が明確でない場合や確認できない場合でも、ケアプランの中に本人の意思を明確に反映できるような働きかけや、意思を確認する方策等を加えるなどして対応していくことが求められます。

　担当するケースの中には、本人と家族の間で意見の違いが生じ、そのはざまで困惑することもあるかと思います。特にALSの患者の場合で人工呼吸器を装着するかどうかの判断に関しては、本人の意思だけではなく家族の介護力や周囲の支援の量が問われます。そのようなときは、慎重に本人・家族の思いを傾聴することに努め、必要であれば別々に話を聞くことや、役割を決めて支援していくことが必要になります。また、人工呼吸器装着に関しては、一度決定しても考えが揺らいだり変化したりすることを常に心しながら確認を取ることも大切です。

　さらに、介護負担軽減のためには各種の在宅サービスの利用が不可欠になるので、家族以外のスタッフとの意思疎通も必要になってきます。介護保険制度における要介護5の状態ともなれば介護者にとって身体的にも精神的にも介護負担は大きく、介護支援専門員ものんびりと時間をかけた会話ができない場合も増えてきます。本人の意思の確認という点から、コミュニケーション手段の確保も介護支援や自立支援の意味で重要になります。ただし、コミュニケーション手段を確保したとしても相手が適切に対応しなければコミュニケーションは成り立ちません。仮に、言語理解を含めた思考力・知的活動には支障がなくても、構音障害による発語障害を有する状態となることが多々あります。

　ALSを含めた神経・筋疾患の難病患者の場合は、在宅（療養）生活におけるコミュニケーション（意思疎通）の大変さに加えて、介護者の精神的負担も大きく、介護の質の確保という面で深刻な問題をはらんでいます。代替コミュニケーション手段としてITを駆使することでQOLの高い生活を送ることができますが、コミュニケーションが確立できないときには家族介護者の心身負担も大きくなります。重度障害を抱え人工呼吸器を装着した患者においては、介護保険の枠のみで在宅生活を維持することは困難なので、インフォーマルサービスやレスパイト活用が有効で、レスパイト対応をしてもらえるような病院や介護施設が連携して療養を支えることが必要になります。家族の介護負担を軽減でき、本人も安心して在宅生活が継続できるようなサービス支援体制を整えていくことが、将来の支援方法や患者・家族の判断に影響を与えていくことにつながります。

　このほか、患者の日常生活を支えるために介護保険や障害福祉サービスの利用やインフォーマルサービスの活用など、介護支援専門員はさまざまな情報を知って提供・活用できることが

重要になります。サービスにおいては、訪問や支援の時間を活用して情報収集し、メンタル面に配慮しながら導入時期を見極め、本人・家族の状況に合わせてタイムリーに動きます。生活全般に対する支援の中での位置づけを考慮しつつ、医療・保健・福祉が一体となりチーム支援の体制と経済的負担の問題を検討する必要があります。以上のように介護支援専門員は、本人・家族の話の傾聴と受容的態度を持って両者の感情に寄り添い、住み慣れた地域で安心した生活を継続できるよう信頼関係の構築に努めることが重要です。

○参考資料
- 誰にでもわかる神経筋疾患日本プランニングセンター　金沢一郎
- 介護支援専門員実務研修テキスト　長寿社会開発センター
- 医療は生活に出会えるか　医師薬出版株式会社　竹内孝仁
- ケアマジメント　医師薬出版株式会社　竹内孝仁

3 病院との連携・チーム形成

　難病の患者は、多くの場合、生涯にわたって医療とのかかわりが必要になります。疾病の進行や合併症などによる心身の障害への対応や、高齢化に伴い介護の必要度が増すことも予測し

図 3-1　地域包括ケアシステム

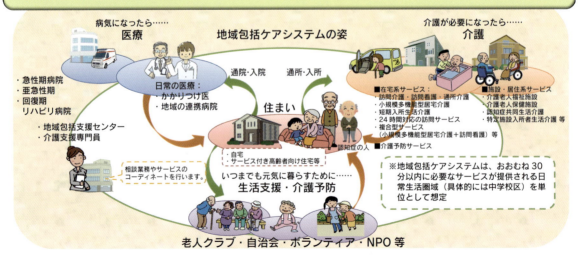

第3章　難病のケアマネジメントとその展開
受付及び相談並びに契約

て、医学的対応のみならず、介護・福祉分野からの支援が必須です。

　厚生労働省は、2025年（平成37年）を目途に、高齢者が個人の尊厳の保持と自立生活への支援を受けて、住み慣れた地域で、その人らしい暮らしを続けることができるよう、地域の包括的な支援・サービス提供体制（地域包括ケアシステム）の構築を推進しています。

　したがって、難病患者の場合にも、地域の支援スタッフと医療機関のスタッフには、地域包括ケアの考え方に基づいて、互いの連携を保ちながら支援することが求められますので、医療と介護・福祉の、それぞれの役割と機能を理解して連携体制を築くことが重要です。

1）医療機関（病院・診療所・薬局・訪問看護ステーション）の位置づけ

　難病の疑いのある患者は、開業医やかかりつけ医などから専門病院へ紹介され、検査などを経て診断されます。平成27年1月に施行された「難病の患者に対する医療等に関する法律」では、難病患者が利用する医療機関について、三次医療圏に"新・難病医療拠点病院"（仮称）と、二次医療圏に"難病医療地域基幹病院"（仮称）が設けられることになっていますので、その役割等を理解しておきましょう。医師に関しては"難病指定医（5年以上の経験と関係学会の専門医資格があり一定の研修を受けていること）"が登録され、いわゆる「難病医療券」の初回申請時には、指定医が「臨床調査個人票」を作成します。地域では、"難病協力指定医（5年以上の経験があり、一定の研修を受けていること）"登録した医師が、主に日常の病状管理や緊急時の一次的対応を受け持ちます。また、「難病医療券」更新時の「臨床調査個人票」を作成することができます。

図3-2　効果的な治療方法の開発と医療の質の向上（患者の診療の流れとその支援の体制）

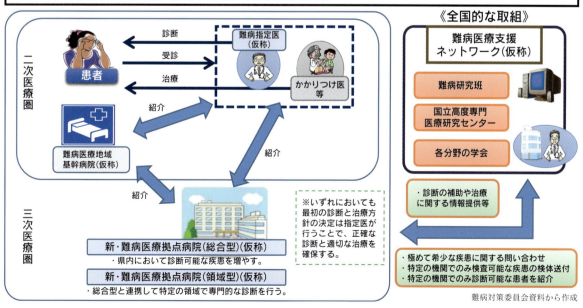

難病対策委員会資料から作成

「難病医療券」で受診できる医療機関は、自治体に"指定医療機関"として登録した病院・診療所や薬局、訪問看護ステーションなどで、指定医療機関名は、自治体のホームページなどで公開されています。介護支援専門員は、これら、拠点病院・指定医療機関や指定医・かかりつけ医などの情報を得て、地域での連携関係を構築する必要があります。

2）医療機関との連携

　医療機関では、難病の診断を伝えるときに、病気の説明と同時に、利用できる制度や、生活上の障害などに対応する支援機関について、医師・看護師・ソーシャルワーカーが同席して患者・家族に説明をしているところもあります。そこから難病医療券の申請に行き、窓口の保健師との面談が、患者・家族にとっては医療機関以外の他機関・他職種と出会う最初の機会となります。介護保険の利用などについては、地域包括支援センターへ紹介されます。また、病状の進行程度や医療処置などの状況によって、まず、訪問診療と訪問看護の導入から始めて、症状にあわせた生活支援の必要性を検討してから、介護保険申請の時期が決まる場合もあります。したがって、医療機関などから介護支援専門員に依頼があったときには、いつ、どこの、だれが、どのような必要性を判断しているのか、把握しておくことが重要です。

　さらに、さまざまな機関や職種との出会いが、患者・家族にとっては、難病によって別世界に引きずり込まれたような不安やある種の恐怖感を抱かせることは、容易に想像できます。介護支援専門員が関わるときには、患者の病状と今後の進行予測を知ることはもちろんですが、患者・家族の不安や恐怖などの心理的な状態についても、関係者と情報共有して、適切な配慮に裏打ちされた対応が求められます。

3）多機関・多職種との連携

　ここに示した図は、わが国の、高齢・障害・難病の方たちの療養と生活を支援する社会資源です。

図 3-3　在宅療養支援制度（難病含む）

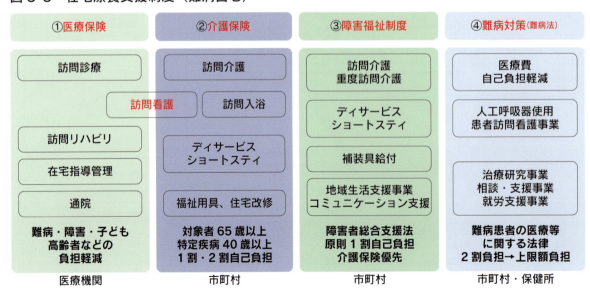

第3章　難病のケアマネジメントとその展開
受付及び相談並びに契約

図3-4　サービス利用の流れ（ALSの場合）

身体機能	歩行での移動可能時期	歩行＋車椅子利用時期	車椅子利用＋胃ろう、呼吸器
介助量	軽度介助 自力では時間がかかるが、 少しの介助で日常生活が可能	中等度介助 排泄・入浴などで介助が必要	重度介助
医療保険	難病法による相談支援・就労支援などの利用や、治療研究の情報収集		
医療保険	医療費助成申請→保健所 （初回は難病指定医 更新は難病協力指定医も作成可）	医療費助成受給の見直し （月々の医療費が5万円を超える月が6回／年 以上の場合は「高額かつ長期」の申請をする）	訪問看護の回数を増やす ＋難病法による、人工呼吸器使用 患者訪問看護事業を導入 （医療的ケアのニーズが増す）
医療保険	リルテック・ラジカット（ALSの保険適用薬剤）服用		
医療保険		訪問診療・訪問看護・訪問リハ ビリの導入 →進行程度により回数を調整する	
介護保険	介護保険申請と利用開始 （杖・ベッドなどを積極的に利用）	ヘルパー利用開始 （食事・排泄・入浴介助を短時間から利用）	ヘルパー利用時間を増やす
介護支援専門員			
障害福祉 サービス	障害者手帳の申請 （医師・ソーシャルワーカーなどと相談し、 進行に応じて等級変更する）	障害福祉サービス利用申請 →障害支援区分認定を受ける 介護保険にはない、不足するサー ビスを導入 →外出支援 　長時間介護（重度訪問介護）などの利用開始	重度訪問介護の時間数を増やす
障害相談支援専門員		コミュニケーション機器などの 補装具を申請する （パソコンボランティアを利用）	課題） 医療的ケアができる ヘルパーの確保！

　発症・診断時から利用する医療保険、介護の必要性が生じたときの介護保険、さらに医療的ケアや移動介護などに常時介護が必要になった場合の障害福祉サービスなどがあります。さらに、難病法では、医療費助成、人工呼吸器使用患者の訪問看護事業などのほか、難病相談支援、治療研究事業の推進、就労支援などが含まれます。障害福祉サービスについては、介護保険に無いサービスや足りないサービスを、どの時期にどのように導入していくか、患者の要望や病状だけではなく、家族の意向や介護力などに大きく左右されることがあります。ケア会議などで、患者・家族を中心として、医療・介護に関わるチームとの話し合いを重ねて方向性を共有していくことが、特に重要であると考えられます。この場合、役所の障害福祉担当者や、障害福祉サービス利用に関する「サービス等利用計画」作成のため計画相談支援に携わる"相談支援専門員"が会議に加わる必要性が、今後、一層増していくと思われます。"相談支援専門員"は、役所の障害福祉担当部署や、相談支援事業所（指定特定相談支援事業者、指定障害児相談支援事業者）に配置されており、障害福祉サービスを利用する際、「サービス等利用計画」の作成をします。

　なお、社会保障審議会障害者部会（平成27年12月14日開催）では、障害者総合支援法施行3年後の見直しで、障害福祉制度と介護保険制度の連携のあり方について、①障害者が介護保険の利用年齢になっても、引き続き支援を行うことができるよう、障害福祉サービス事業所が介護保険事業所になりやすくする等の見直しを行うべきである、②障害者自立支援協議会（障害者総合支援法）と地域ケア会議及び基幹相談支援センター（障害者総合支援法）と地域包括支援センター（介護保険法）との連携を推進し、窓口の一元化等や弾力的

25

な運用等を図り障害福祉計画と介護保険事業（支援）計画が一層調和のとれたものとなる方策を講じるべき、③相談支援専門員（障害者総合支援法）と介護支援専門員（介護保険法）の連携が、相談支援事業及び居宅介護支援事業の業務に含まれる旨を明確にすること、加えて、65歳を超えても引き続き同一の者による対応等を推進するため、相談支援専門員と介護支援専門員の両方の資格を有する者の拡大のための方策を講じるべきであると提言している。

〇参考資料
- 「社会保障審議会障害者部会報告書」 厚生労働省 （平成27年12月14日）
- 「東京都退院支援マニュアル　～病院から住み慣れた地域へ、安心した生活が送れるために～」 東京都福祉保健局（平成26年3月）
- 「病院から在宅へのチームサポートを行うための手引き　―家に帰ろう―」 日本ALS協会（平成27年3月）

第4章
アセスメントと
ニーズの把握

1 難病の病気（進行）の理解

難病の進行を理解するには、次の4つの時期に分けると捉えやすいでしょう。
①発病した初期の時期
②病気が進行していく時期
③病気が安定している時期
④最終段階を迎える時期

①発病した初期の時期

　この時期は確定診断を受け、適切な医療が受けられることが大切です。そのためには、病気を受けとめられるかがひとつのポイントです。

　神経難病では、呼吸障害、摂食・嚥下障害、排せつ障害、運動障害、感覚障害、自律神経障害、精神症状等、初発症状はさまざまに出てきます。そのため、本人および家族は病院を次々と受診し、なかなか診断がつかないことがあります。そのため、症状に対する不安は大きくなります。そこへ、確定診断を受けた結果が難病であることがわかり、どうしたらよいか分からない上に、症状が進んでいくという二重の不安を持ちます。「どうして私が」というショックから早く抜け出し、適切な医療を受け、家族ともども支援を受けながら周りの協力を得て安定した生活を営めるようにすることが目標となっていきます。

　診断が確定し病名を医師から告げられます。疾患の説明から治療法等をわかりやすいことばで受け、その時は理解したつもりでも、後から分からないことが多く出てくるものです。本人や家族の理解の仕方や受け止め方はそれぞれです。また、病気の進行や症状を説明で理解しても実際には不安になるものです。経過によっては悩みも違います。

　発病初期においては、専門職がしっかりと本人と家族の不安や悩みを受け止めることでずいぶんと病気への理解も進みます。また、その後の対応も違ってきます。

②病気が進行していく時期

　神経難病の病状の進行は、日常生活動作（ADL）および意思伝達（コミュニケーション）の障害、呼吸・嚥下・排泄・自律神経などの障害とそれらの医療的処置の管理、つまり医療処置の状態がどのくらいかで示されます。病状が進行している時期は、日常生活動作（ADL）や意思伝達の障害が重くなり、そこに生命維持に危機を及ぼす呼吸・嚥下・排泄・自律神経などの症状が重度になっていきます（**表4-1**）。また、呼吸・嚥下・排泄などの症状が重くなると同時に気管切開、人工呼吸療法、経管栄養、などが介護として継続して必要な状態となります。それは、ご本人は日々の生活で症状に伴う苦痛や痛みが増すということです。家族は困惑や困難を感じていきます。さまざまに起きてくる症状により二次的な合併症が起きてきたり、必要な医療処置が増えたりします。本人や家族は、その都度、処置や治療につい

第4章　アセスメントとニーズの把握

て意思決定していかなければなりません。

　先に述べたように何らかの身体的な変化が起き、その病気の進行や症状にしたがって処置や治療が必要になるとさまざまな場面で意思決定が必要となります。病院を受診した方がいいのか、入院した方がいいのか、新しいサービスを導入した方がいいのかなどすぐに決められる選択から家族と共に話し合い決めていくものまでいろいろです。

　例えば、神経難病では胃瘻の造設などの栄養をどのように摂取していくかは、進行の過程での大きな決定になります。コミュニケーションツールが必要になる時期がきます。家族以外の介護サービスの導入や療養場所をどうするのか、などの選択が必要になります。これらの選択は、本人や家族の知識や経験、希望に基づいて、制度の利用や地域の資源の活用など情報を比較して検討していきます。次に立ちはだかるのは気管切開や人工呼吸器を装着することを選択しなければならない時期です。呼吸不全にどのような方法で対応していくのか、心の不安や苦しみは大きいものです。

　胃瘻の造設や、人工呼吸器の装着などは生命の存続につながる大きな選択です。その時になって慌てて考えるのではなく、嚥下障害や呼吸不全などの兆候が出現する前から徐々に本人や家族に話し、受け入れ体制を整えていくとよいでしょう。本人も家族も限られた情報の中で、不必要に思い悩んでしまうことがあります。また、相談相手がいないために限られた家族に負担がかかる場合があります。必要に応じて医師看護に相談しながら選択を支えます。

表4-1　神経難病における主な症状・障がいなど

主な症状	その内容	主な障害	原因神経など	主な神経難病
筋萎縮 運動麻痺 筋力低下	痙性麻痺 （廃用性の筋萎縮） 　筋トーヌス：亢進 　深部腱反射：亢進 　病的反射：陽性 　筋萎縮：軽度	上下肢運動障害 呼吸障害 嚥下・構音障害	上位運動ニューロン 大脳中心前回皮質 大脳中心前回白質 内包・大脳脚 橋底部 延髄錐体 脊髄側索・前索	筋萎縮性側索硬化症
	弛緩麻痺 （障害筋の麻痺と萎縮） 　筋トーヌス：低下 　深部腱反射：減弱・消失 　病的反射：陰性 　筋萎縮：著名		下位運動ニューロン 神経細胞体障害 末梢神経障害 神経筋接合部	筋萎縮性側索硬化症 脊髄性筋萎縮症 重症筋無力症
	ミオパチー、近位筋の萎縮		筋	筋ジストロフィー
筋緊張の異常	痙縮（spasticity） 　折りたたみナイフ現象など	上下肢運動障害 歩行障害	上位運動ニューロン	（脳血管障害） パーキンソン病
	固縮（rigidity） 　鉛管様、歯車様		大脳基底核	
	筋トーヌス低下		下位運動ニューロン （脊髄・末梢神経）	

29

主な症状	その内容	主な障害	原因神経など	主な神経難病
不随意運動	振戦（ふるえ） 　静止時振戦 　姿勢時・動作時振戦 　企図振戦	運動障害	大脳・基底核 （錐体外路系）	パーキンソン病
	アテトーゼ（四肢末端のくねるような運動）			（脳性麻痺等）
	バリスム（四肢を投げ出すような粗大運動）			（脳血管障害）
	コレア（不規則早い無目的運動）			ハンチントン舞踏病
	ジストニア（ある姿勢や表情を緊張して、持続・変化させるような運動）			特発性ジストニア 症候性ジストニア
	チック			
	ミオクローヌス			ヤコブ病など
運動失調	ふらつき	運動障害	小脳路系 前庭神経とその連絡路	脊髄小脳変性症
自律神経	心循環系：起立性低血圧、食事性低血圧、排尿失神、血管迷走神経系失神 呼吸系：睡眠時無呼吸症候群、周期性呼吸、頻呼吸、リズム不整 消化器系：嘔気、嘔吐、腹痛、下痢、便秘、便失禁、 発汗・体温調節系発汗過多、低下、消失、うつ熱 排尿系：	自律神経障害 起立性調節障害 発汗障害 体温調節障害 排尿障害	自律神経	多系統萎縮症 (shy-Drager 症候群)

参考：川村佐和子監修、ナーシングアプローチ難病看護の基礎と実践、2014.5.31

③病気が安定している時期

　神経難病では、呼吸障害、運動障害、摂食・嚥下障害、感覚障害、自律神経障害、精神症状等、原疾患に伴う症状や障害は日々進行します。したがって、病気が安定している時期といっても、呼吸や嚥下、排せつなど症状があります。しかし、それは軽度であり進行があまりみられないときです。または、それらに対する必要な医療処置（胃瘻の造設、気管切開、人工呼吸療法など）が実施されてはいますが、症状が安定して対応法もきちんとしているときです。しかし、そうであっても病状は進行します。介護支援専門員はそのことを忘れてはなりません。

　病状の安定している時期では、外出などの社会参加活動はできます。継続的に医療処置管理を継続しながら、専門職の支援や周囲の協力を得つつ安全な方法で社会参加の活動が維持できるようにしましょう。それが、ご本人および家族の希望となり QOL を向上させることになります。明日への生きる意欲・望みへとつながります。

第4章　アセスメントとニーズの把握

④最終段階を迎える時期

　本人と家族がどこで最期を過ごすか、希望する療養場所はどこか、ここでも意思決定が求められます。しかし、簡単に答えを出せるわけではありません。このような大事な意思確認は、さまざまなきっかけをとらえて、生活の中で考える機会としていくことが大切となります。

　それが患者の最期の時期に向き合って過ごす力となっていきます。

　最後の時期になってくると、心身の苦痛症状が出てきます。それと共に、本人と家族の不安が改めて出てくるものです。症状を緩和する処置の実施に際しては、あらためて緩和医療・処置を行うか意思の確認が重要です。強い意思で在宅医療・看護を望んでいても、最後の最後で変更される場合があります。それに応じた入院・療養が行えるよう医療体制を整えておくなどが必要となります。

　神経難病の最終段階を迎える時期は、日常生活動作やコミュニケーションに重度の障害を生じています。日常的に意思伝達が困難な上に、さらにこの時期には、水分や栄養摂取もままならず全身状態が低下しています。そのため、意思伝達のむずかしさが増します。医療職との連携を密にとりながら支援します。

2 難病患者の気持ちの理解

1）患者の病気の理解と受け止め

　難病患者にとって、病気や障害の理解と受容は簡単ではなく心理的に大きな課題があります。難病に罹患するということはどういうことでしょうか。今までできていたことができなくなります。身体的な能力を失います。できていた仕事や家庭内の役割ができなくなります。今までの生活ができなくなるという事です。病気の進行に伴い、生活障害が出てくると、就学・就労といった社会活動に当然制限が及びます。休職や退職を余儀なくされると、収入源が断たれることになるでしょう。また、社会参加の機会が消極的となり社会交流が縮小していくことになります。さまざまな喪失体験の連続です。そのような状況が続くとうつ状態にもなります。心理的変化として意欲の低下、思考活動の低下、食欲不振、ゆううつな気分、イライラ、不安感情などが認められるでしょう。これは、家族にも同様に認められます。家族もまた、生活の再構築を求められ、いつまで続くかわからない介護という役割を引き受けていくことになります。

　難病患者の医療的処置や介護支援により、家族には大きく介護負担がかかります。難病患者を支える制度としては、難病対策、介護保険法、障害者総合支援法などがあるものの十分とはいえません。在宅での療養の選択や人工呼吸器装着の意思決定において制約がないとはいい切れません。その際の患者や家族の不安は図り知れません。

　難病でありながら生活するといっても、その進行には個人差があります。病気の初期の段

31

階では、症状と日常生活のバランスをみながら今までのような生活をほぼ送れます。しかし、病気の進行によっては、生活の障害が少しずつ表に出はじめ、全面的な介護が必要となることがあります。生命そのものを支える医療機器とともに過ごす時期もあります。患者の気持ちは、常に病気のことが心にありながら生活しているという事を念頭に置きましょう。

　難病患者は、死ぬまでずっとその難病と生活していかなければなりません。治ることがなく、症状のコントロールや合併症の予防のために、常に自己管理が求められます。自分の生活の中に治療やケアを取り入れその中で自分の生活を確立していかなければなりません。病気の進行や障がいの出現によりその都度、生活の再構築をしていくことを余儀なくされます。自分の人生観を大きく変えることになります。患者や家族は生活への見通しについて、葛藤や不安を抱えています。

3 治療の選択や方針に関する医師との情報共有・相談の対応

1）病気の進行（見通しや起こり得る状態など）を踏まえた対応

⑴　「全体像」を捉える

　難病だからといって患者の捉え方が大きく変わるわけではありません。難病患者の特徴や経過を理解し、患者を全体的にとらえていくことが大切です。ICF（国際生活機能分類、WHO、2001）は、生活・生きることを「心身機能・構造」「活動」「参加」の三つの「生活機能」レベルとそれに影響する「背景因子」（「環境因子」「個人因子」）から、「生きることの全体像」をとらえています。「人間全体をみる」ということです。このICFの考え方やアセスメントを活用していくといいでしょう。ICFの目的を一言でいえば、「"生きることの全体像"を示す"共通言語"」とあります。生きることの全体像をさまざまな専門分野や異なった立場の人々の間の共通理解に役立つことを目指していますから、多職種とのチームアプローチが求められる難病患者のケアマネジメントの手助けとなるでしょう。

　その中で、特に重要となるのが医療との連携です。難病患者の、呼吸障害、運動障害、摂食・嚥下障害、感覚障害、自律神経障害、精神症状等、原疾患に伴う症状や障害は日々進行します。特に主治医との連携として情報共有は欠かせません。訪問看護とも連携しつつケアプランに反映していきましょう。

第4章　アセスメントとニーズの把握

参考資料　3

ICF（国際生活機能分類）
―「生きることの全体像」についての「共通言語」―

国立長寿医療センター　研究所
生活機能賦活研究部　大川弥生

1.　ICF は「健康の構成要素に関する分類」

ICF（International Classification of Functioning, Disability and Health, 国際生活機能分類）は、2001 年 5 月に WHO 総会で採択された。

ICF の前身である ICIDH（国際障害分類、1980）が「疾病の帰結（結果）に関する分類」であったのに対し、ICF は「健康の構成要素に関する分類」であり、新しい健康観を提起するものとなった。

生活機能上の問題は誰にでも起こりうるものなので、ICF は特定の人々のためのものではなく、「全ての人に関する分類」である。

ICF の目的：「生きることの全体像」についての「共通言語」

ICF の目的を一言でいえば、“生きることの全体像”を示す“共通言語”である。生きることの全体像を示す「生活機能モデル」を共通の考え方として、さまざまな専門分野や異なった立場の人々の間の共通理解に役立つことを目指している。

具体的には、次のような目的に用いられる。これらは相互に関連している。
・健康に関する状況、健康に影響する因子を深く理解するため
・健康に関する共通言語の確立で、様々な関係者間のコミュニケーションを改善
・国、専門分野、サービス分野、立場、時期などの違いを超えたデータの比較

ICF の適用：多様な分野での個人へのサービスとシステム構築に

ICF は本来は健康に関する分類であったが、健康分野以外にも、また分類として以外にも、保険、社会保障、労働、教育、経済、社会政策、立法、環境整備のような様々な領域でも用いられるようになっている。
・個々人の生活機能向上をはかるためのサービス提供の上での活用：ICF は個々の人の問題・課題・目標を、個別性・個性を尊重して構造的に把握することを助ける。既に様々な実際のサービス分野で活用されている。
・システム構築の上での活用：ICF は、様々なサービス分野、また社会的参加促進や、社会的支援などのシステムの構築にも用いられている。

3 － 1　　　第 1 回社会保障審議会統計分科会
生活機能分類専門委員会　参考資料（大川）

2 「生きることの全体像」(1):相互作用においてとらえる

　ICF は、「生活機能」の分類と、それに影響する「背景因子」(「環境因子」、「個人因子」) の分類で構成される。
　そして生活機能に影響するもう一つのものとして「健康状態」(ICD で分類) を加えたのが「生活機能モデル」(下図) である。
　このような生活機能モデルとしてとらえることなしに、単なる分類として各項目をバラバラにみるだけでは ICF としての意味はない。

図　ICF の生活機能モデル

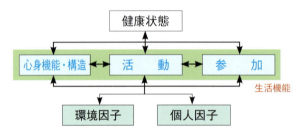

○**相互作用モデル：モデル図の矢印が大事**
　　生活機能の 3 レベル (「心身機能・構造」：心身の働き、「活動」：生活行為、「参加」：家庭・社会への関与・役割) はそれぞれが単独に存在するのではなく、相互に影響を与え合い、また「健康状態」・「環境因子」「個人因子」からも影響を受ける。これを示すために ICF のモデル図では、ほとんどすべての要素が双方向の矢印で結ばれている。これが「すべてがすべてと影響しあう」相互作用モデルである。
　　なお矢印の上下や左右という位置や向きには特に意味はない。
　　影響の仕方にはマイナスの影響もあればプラスの影響もある。たとえば、環境因子の例として、点字ブロックは目の不自由な人にとってはプラスの効果があっても、歩行困難のある人にはマイナスになることもある。

　　この影響の与え合いの内容・程度は一人ひとりの例で皆違うのであり、どの要素がどの要素にどう影響しているのかを具体的に捉えることが重要である。
　　以上は言い換えれば、モデルの「矢印が大事だ」ということである。

　ただし、他の要素からの影響で全てが決まってしまうのではなく、各レベルには「相対的独立性」(参照：p3-8) があることも忘れてはならない。

（2）　身体状況の特徴

　神経難病では、呼吸障害、運動障害、摂食・嚥下障害、感覚障害、自律神経障害、精神症状等、原疾患に伴う症状や障害は日々進行します。したがって安定期にあっても、病状を評価し、安全な医療処置の継続的な実施が必要です。また症状や障害への看護・介護および安全な日常生活活動への支援が重要です。そのために医療および生活支援体制を確保して患者と家族が安心できるよう維持することが求められます。介護支援専門員は、今どのような状況にあるのか、どのような処置がなされているのか、それに伴いどのようなリスクが考えられるのかを情報共有し、医療および生活支援体制を確保できるよう調整します。

（3）　QOL 向上への支援

　病状の安定している時期においては、外出などの社会参加活動を積極的に行っていきましょう。そのためには、安定している時期であることのアセスメントが必要です。ただ単なる病状の安定・生命の維持が在宅生活の目標となるようケアプランを作成するのではありません。安全な社会参加活動が行えるように支援するケアプランを作成することが介護支援専門員の役割です。患者自身の希望や意向に寄りそえるのも介護支援専門員です。気持ちを共有し、在宅で支援するチームをつくり継続的に医療処置管理を実施しながら、患者が望む生活、したいことを支援していきましょう。それが QOL の向上につながります。

　しかし、病状が安定していても病気は進行していきます。早期に症状の変化が発見でき対処できるよう医療機関やサービス提供事業所との情報共有、対応をあらかじめ話し合い決定しておくことが大切です。

　長期になるであろう療養では、身体上これまで想定されてこなかった症状やその処置・治療に伴う療養環境が変化していくことを理解し、ケアプランを検討しましょう。

2）医療選択（意思決定）における相談対応

（1）　意思決定の場面

　ケアプランに基づきケアチームアプローチによる支援を進める中、病状の進行にともない何らかの変化が起きてきます。あらかじめサービス担当者会議を通し変化を見通した対応方法をケアプランに入れチーム間で共有していますが、何らかの変化が見られた時、さまざまな場面で患者と家族の意思決定が必要になります。説明と同意が大切になります。

　神経難病では、病気の過程での大きな選択として、胃瘻の造設、気管切開や人工呼吸器の装着などがあります。家族ができることはどこまでか、何ができるのか、介護サービスをどのように増やしていくか、自宅ではない療養場所を検討していくか、などさまざまな課題が出てきます。患者や家族は、それは生命の存続に結びつく大きな問題だけに短時間では決められません。医師や看護師など医療との連携を図りつつ支援していく、または医療との調整を図り患者と家族が納得のいく意思決定ができるようにしていくことが必要です。

　介護支援専門員が支えていくだけではなく、その悩み・不安・葛藤に沿える専門職に委

ねることも、患者と家族の安心へとつながります。経験のある訪問看護師には、胸のうち
を開けられるという家族もいます。そこは、専門性に委ねることも必要です。

　情報が不足しているために、意思決定できないようであれば、地域の社会資源や制度な
ど情報を提供し、満足した検討ができるようにしましょう。そして、患者や家族が望む生
活に近づけられるよう、社会資源を調整していくことが大切です。

4　家族の理解と家族介護への対応

　難病は、実際には 40 〜 50 歳代の壮年期で発症する患者が比較的多くあります。この世代
で発症する人の場合、高齢者とは違う課題を持ちます。難病でありながら、高齢になる人もい
ます。その年代で社会や家族の役割が変化し、生活の再構築を図ってきています。担当した際
は、その患者が何歳頃に発症したか、患者と家族がどのような過程で現在に至るのか十分理解
していくことが大切です。今の発言や行動は、その過程の中で培われたものです。難病患者と
家族を理解することにつながります。それが、これからを支える大きな情報であり、ケアプラ
ンの要となるところです。

　なかでも壮年期での発症は、家庭での役割を鑑みると、一家の大黒柱の存在または家庭の中
心という存在から、ひとつの家庭に及ぼす影響は図り知れません。症状の進行とともに社会的
な職業人としての役割がこなせなくなります。そしてそのことが家計の維持や子どもの教育に
大きな影響を与えます。家庭が破綻することもあります。各年代がどのような役割を持ってい
るのかという基準をもとに、その家庭ではどうなのか個人的な視点で捉え理解していきましょ
う。

　難病は診断が確定するまでに時間がかかることが多いのが特徴のひとつです。そこから立ち
会う介護支援専門員は少ないのかも知れません。しかし、患者と家族がどのように病名を医師
から告げられ、理解したかを確かめながらすすめていく必要があります。患者と家族がどのよ
うに病気を受け止めたのかを理解しながら、抱える不安や悩みに応えていけるよう医療との調
整を図ります。発病初期においては、不安をしっかり受け止める役割がとくに大切です。必要
に応じてセカンドオピニオン（セカンドオピニオン外来、難病医療相談等）の紹介やセルフヘ
ルプ（患者会、先輩療養者・家族）の紹介を行うこともあります。そこは、医師および看護師
へ相談していくとよいでしょう。

　病状が進行している時期の患者は、身体活動能力や意思伝達の障害が重度になります。また
生命維持に危機を及ぼす症状が重くなってきます。気管切開、経管栄養、人工呼吸療法などを
しなければ生命を維持できない状態になっていきます。

　そういう状況になってくると患者自身の苦しみ・不安だけではなく、日々の生活で介護して
いる家族が経験する苦痛や困難もまた大きいものです。その不安や苦痛を最小にし、安全に安
心して過ごせるように支援体制を整えるケアプランが重要となります。医療職との調整が必要

であり、多職種チームと連携してケアマネジメントを展開していきましょう。

　具体的には、専門医による定期診療、主治医による全身管理、一日複数回の訪問看護や、介護保険制度や障害者総合支援法の介護サービスなどが必要となってきます。療養支援体制を整えケアチームをつくるためには、医療保険制度、介護保険制度、障害者総合支援法に基づく制度、あるいは難病対策に基づく制度などを活用すること、またそれぞれの地域の社会資源を適切に組み合わせケアプランを作成することが必要となります。

1）最終段階の時期の療養場所

　難病の最終段階の時期においては、診療・治療が多くなり、厚い看護・介護が必要となります。在宅で療養する人々が増加しています。しかし、最終段階の時期において、自宅での療養・看取りを希望するか、それが可能か、または入院が必要となるかについては、さまざまな要因が大きく影響します。たとえば、症状の緩和が可能か否か、必要な診療体制が整えられているか、看護・介護の提供状況は十分か、あるいは家族の心身の負担は大きくないかなどがあげられます。

　適切な診療・治療や看護・介護体制を整えて、患者と家族が在宅での看取りを望んでも、最期の最期で変わることがあります。患者や家族の心身の状態によって、自宅での看取りが困難となる場合があります。さまざまな要因によってその継続が不可能となることも想定しておきましょう。いつどのように変化するか分からない不安定な難病の最終段階の時期においては、必要となったときにはいつでも入院が可能となる医療体制を確保しておくことが大切です。確かに当初、望んでいた自宅での看取りができることが望ましいことは言うまでもありません。しかし、自宅での療養を継続することにより、家族が心身ともに疲れ切る、自宅での無理な看取りを進めることを避けることも介護支援専門員は視野に入れておく必要があります。そのような調整が、その場でばたばた行うのではなく、どちらも可能なように医療との連携・調整をしておくことが大切となります。

2）亡くなった後の家族の思い

　家族は多くの不安・葛藤・困難の中で患者を支え介護を継続し、最終の時を迎えます。介護の生活に終わりがおとずれた家族はさまざまな気持ちに襲われます。長期の介護生活で患者を支えぬいたという思いや、何もすることがなくなり放心状態になったり、何もできなかったのではないかと罪責感にとりつかれたりします。最期は苦しかっただろうか、本人を苦しめたのではないか、など今後の生活の不安とどうにもならない虚無感にとらわれることもあります。

　大切なことは、家族が十分悲しみ、悲しみを何らかの形で表に出し、患者の死を受け止められることです。専門家の治療を必要とする場合もあります。患者がなくなったからといって終わりではなく、大切な人を亡くし、大きな悲嘆（グリーフ）に襲われている家族に対する支援は重要となります。

5 生活状況の把握

1）家族員の生活様式・経済状況などの把握

(1) 家族による介護の現状と問題

　難病患者の介護を担う家族は、患者の心に寄り添いながら進行する身体的なさまざまな機能低下に伴う介護の増加や医療的な処置をしながら日々を送っています。在宅生活を支援するサービスは、経済的にも質・量ともに十分ではないのが現状です。そのため、24時間、365日ケアにあたるのは家族です。したがって、家族の負担は大きく、介護する者の身体的な健康は低下していきます。

(2) 家族のQOLを維持・向上する支援

　介護は家族の役割という考えがいまだに多いことは否めません。家族は患者を介護するものと捉え、それを前提にケアプランが作成されないよう、家族にしかできない役割をきちんと介護支援専門員は捉えなおす必要があります。

　レスパイトは家族支援が前提にあり、家族負担を軽減するためのものです。緊急時や一時的なレスパイトは、患者をその間家族以外の手に委ね、介護者にとっても介護をしないで、自分だけ休んでいるという罪悪感にさいなまれます。そういう感情を持たないような、日常生活のケアプランの在り方が求められるでしょう。ただ長年に渡り介護を引き受け、患者を支え続ける家族がいるのも事実です。介護したいという強い思いをもつ家族もいます。家族の自己実現、QOLの維持を支援するケアプランが必要不可欠です。それぞれの家族のライフステージ（生活様式）を把握し、柔軟に応えられる家族支援が大切です。介護者の社会参加や就労などにも利用できるケアプランを作成するには、患者と家族の24時間の関わりを含め、それぞれの役割、生活様式をアセスメントしていくことです。介護をしたいという強い思いで24時間の介護に望んでも、やはり現実はかなり厳しく疲れが出てきます。そのタイミングを見計らい、訪問型サービスが家族のレスパイトを進めていくかは、家族のアセスメントができてこそ可能となります。患者の生活に家族の生活を合わせています。家族のQOL支援の視点を忘れず、制度活用の見直しと柔軟なケアプランへの社会資源の運用をしていきましょう。

　難病患者は、確定診断後には早期に難病法による医療費助成制度を活用しています。「特定医療費受給者証」を交付されているか確認しましょう。保健師は、医師からの説明、心配・不安に思っていること、現在の生活の困難さ、家族状況、介護力等をアセスメントし、個別の在宅療養支援計画を作成しています。保健師が訪問して個別の相談・指導・助言などを行う訪問相談事業、各種サービスの適切な提供を支援する在宅療養支援計画策定評価事業等が展開されていきます。介護支援専門員は、そのような制度を理解し、保健師との連携を図ることも必要です。

第5章
居宅サービス計画
の作成

難病患者の生活上の課題およびケアプランは病気や症状により多岐にわたります。下記のようなケアプラン作成の共通する視点があげられます。

【発症】	いつどのように発症したのか
【現病歴】	家族の理解はどうか
	何の原因によるものなのか
	現在までの経過
【家族構成】	介護力、家族の発達課題
【経済状況】	サービス利用における制度、申請状況
【身体状況】	呼吸・運動・嚥下
	コミュニケーション
	ADL
【精神状況】	精神的不安等
【現在の介護状況】	適切な介護の提供が可能か
【社会資源の利用状況】	各医療処置に関すること
	適切な診療、適切な看護の提供が可能か
【一日の過ごし方】	生活環境
	家族の生活

1 難病介護の特徴

1）難病患者のケアマネジメントの特徴

　アセスメントを十分した上で、何が生活上の課題となっているのか明確にしていきます。その際は、医療情報を共有し、長期目標と短期目標を設定します。その目標を達成するために支援内容を検討した際、医療との連携が重要となりますので、誰が(どんな職種が)、いつ(頻度)、何を、どのように支援していくのか、ケアプランを作成していきます。

　長期目標は、達成に数か月から数年に及ぶ場合もあります。今の症状、病状の段階を捉え、何ができるのか、何ができないのか、どんなリスクがあるのか、患者や家族の今後の療養生活の希望に沿う目標を設定しましょう。そして、患者や家族がイメージしやすい短期目標を設定し、チームで共有した上で役割分担が必要です。

　難病では、呼吸、運動、摂食・嚥下、感覚、自律神経、精神症状等、原疾患に伴う症状や障害は日々進行します。いつどのように変化するか、リスクマネジメントが大切になります。

　リスクマネジメントとは、予測されるリスクの管理です。神経難病患者のリスク管理では、

40

第5章　居宅サービス計画の作成

原疾患の症状の進行にともなう日常生活面・健康管理面でのリスクに加え、喀痰吸引・人工呼吸器管理や経管栄養等の医療処置に関するリスク管理が必要です。

医療処置（喀痰吸引・経管栄養）については、平成24年度より一定の研修で知識・技術を習得した者は、医療職との連携のもと、介護職員の実施が可能となりました。しかし、情報共有や役割分担など関係職種の連携が確実に行われなければ、不適切・不十分な連携によってかえって大きな事故を招きかねません。医療職でないものによる医療処置の実施においては、患者の安全性確保のために総合的な判断によるリスクマネジメントをしっかり行いケアプランへ反映させましょう。潜在的な危険性や今後の見通しなど医療職との情報共有とどのような状態が考えられるのか、徴候として何があるのか具体的に共有しておくことが必要です。

在宅で必要な医療を継続しつつ、在宅での療養生活やその家族の生き方、考え方を尊重して長期に支援していきます。長年、家族が支援してきた過程には、その家族のやり方やこだわりがケアの中に現れてきます。専門技術ではなくとも、患者とともに工夫して実施してきたケアがあります。効率がよく安全であれば、その手技を大切に尊重しながらサービスを加えていきます。また、長年のケアをねぎらう上でも、専門職にきちんと評価してもらい、患者や家族とともにケアの方法を検討していくのもよいでしょう。個別性に合わせたケアプランが必要となります。特に身体状況が変われば、ケアの方法を大きく変更しなければなりません。患者や家族の思い・価値観を大切にしながら、介護支援専門員は、情報収集・アセスメントにて再評価し、フィードバックしながら患者や家族の希望や思いを支援できるよう工夫しましょう。

難病患者の介護を担う家族は、24時間、365日、ケアにあたり家族の時間を患者に充てています。家族の負担は大きく、介護者の慢性的な過労、睡眠不足、腰痛、不定愁訴などさまざまに聞かれます。患者の社会参加を後押しするため、家族が付き添ってこれを担うことも少なくありません。訴えだけではなく、家族の24時間をみた介護量のアセスメントから、介護負担への支援を提案していくことが必要です。

特に、難病患者の子供が成人期を過ぎ結婚・独立を考える時、介護を放棄するような罪悪感に苛まれます。親を思うあまり自分の独立を諦めることも考えられます。家族の構造がどのようになっているか、関係はどうかなどアセスメントし、どのような関わりが一番いいのかチームで支援方法を検討するといいでしょう。

家族のレスパイト支援にショートステイを利用するのもひとつの方法です。しかし、家族の突然の行事や患者の社会参加に柔軟に対応できる事業所は多くありません。そのために、訪問型のサービスや通所型サービスを組み入れられるよう打ち合わせをします。通所型サービスでは、難病の継続した医療処置を抱えたまま受け入れる所が少ないですが、いくつかのサービスを組み合わせることで対応していきましょう。

41

2 病状進行に対応可能な事業所の調整

1）神経難病に対応できる介護事業所の固定化・サービス確保の課題と工夫

　筋萎縮性側索硬化症（ALS）においては、筋萎縮と筋力低下が起きてきます。表情筋や咀嚼筋などを動かせなくなり十分な開口ができず口腔内が不衛生な状態となったり、炎症をおこす場合があります。また、嚥下機能障害が進行し、唾液が常に口腔内に溜り、唾液が気管内に落ち込み、誤嚥性肺炎につながる場合もあります。ALSで長期人工呼吸を装着する患者では、萎縮していた舌が肥大化し、同一体位や生活環境により歯や舌が偏移し、口腔内を傷つけてしまうこともあります。

　パーキンソン病の一日の中で症状の変動を繰り返しながら進行したり、脊髄小脳変性症の失調症状のように、起立や歩行がふらつく、手がうまく使えない、喋る時に口や舌がもつれるなどの症状がゆっくりと進んだりと個別性が大きいものもあります。それ以外にもさまざまな症状を伴います。また、進行に伴う活動量の低下等から引き起こされる廃用性の症状が重複していることがあります。そのような難病患者の理解や病気の特徴の理解をしている事業所、難病に対応できるサービス事業所との連携が必要とされます。

　早期にリハビリテーションを生活の中に取り入れ、開始していくにあたり、主治医の指示のもと評価しケアプランへの反映とともに個別援助プログラムが作成されます。各サービス事業に関わるスタッフも、そのプログラムを理解し生活援助に取り入れた連携が必要です。

　上記のように、医療ニーズとともに生活上の課題が多くなっていくことに対応していかなければなりません。ニーズに対応できることが求められます。医療サービスとの連携を図り、変化にサービスを対応させられる柔軟性が必要です。サービス提供の回数を増やしたり、緊急時に対応できるサービス事業所は多くはありません。たとえばヘルパー事業所では、その月の派遣予定が決まっていますので、よほどの余裕がなければ急な対応というのは難しくなります。どのような状態でどのような時期に急な対応が必要になるのか、医療職との連携が必要なのはいうまでもありませんが、難病患者を担当している事業所では経験的に理解していることがあります。そういう事業所を活用していくか、または経験がなくても、勉強会を開くなど知識を共有していくことが大切です。サービス事業所を固定することで目標の共有や情報共有・連絡がしやすくなるものです。しかし緊急なニーズへの対応には、複数の事業所をケアプランに入れておくことで、それがスムーズになることがあります。患者や家族と共にチームで検討していきましょう。

2）夜間介護の確保

　神経難病における身体上・生活上の課題は、日中だけではなく夜間と24時間365日ケアが必要となります。

　夜間は、家族介護者は就寝している時間帯です。しかし患者にとっては、その時もケアが

42

第5章　居宅サービス計画の作成

必要となります。病院や施設であれば、夜間でも介護員を呼んで対応してもらうことは可能です。しかし、自宅では、夜間いつでもという訳にはいきません。介護が必要なときにヘルパーに来てもらえる、夜の定期訪問ができるサービスの検討が必要となります。家族によっては、夜間の訪問はどうも好まない、それであれば家族でケアした方がよいという方もいます。介護支援専門員は、家族介護者の身体的な疲労や精神的なことをアセスメントしながら情報を提供していくことが求められます。

　地域密着型の夜間対応型訪問介護は、利用者が可能な限り自宅で自立した日常生活を、24時間安心して送ることができるよう、夜間帯にヘルパーが患者の自宅を訪問します。「定期巡回」と「随時対応」の2種類のサービスがあります。しかし、地域によっては、まだまだ利用が少ないようです。

3）喀痰吸引対応の介護確保の課題と工夫

　平成24年4月から、介護職員等による喀痰吸引等（たんの吸引・経管栄養）についての制度がはじまりました（介護サービスの基盤強化のための介護保険法等の一部を改正する法律）。

　「社会福祉士及び介護福祉士法」（昭和62年法律第30号）の一部改正により、介護福祉士及び一定の研修を受けた介護職員等においては、医療や看護との連携による安全確保が図られていること等、一定の条件の下で『たんの吸引等』の行為を実施できることになります。

【たんの吸引等の範囲】

今回の制度で対象となる範囲は、下記のとおりです。
　　○たんの吸引（口腔内、鼻腔内、気管カニューレ内部）
　　○経管栄養（胃ろう又は腸ろう、経鼻経管栄養）
実際に介護職員等が実施するのは研修の内容に応じ、上記行為の一部又は全部です。

　今回の制度では、医師の指示、看護師等との連携のもと、介護福祉士、介護職員等（具体的には、ホームヘルパー等の介護職員、上記以外の介護福祉士、特別支援学校教員等）であって一定の研修を修了した者が実施できることになります。

　しかし実際には、人手不足であり、家族のケアが必要な状況は否めません。

平成24年4月から、介護職員等による喀痰吸引等
（たんの吸引・経管栄養）についての制度がはじまります。

～介護サービスの基盤強化のための介護保険法等の一部を改正する法律
　（平成23年法律第72号）の施行関係～

平成23年11月

厚生労働省

第5章　居宅サービス計画の作成

たんの吸引等の制度

（いつから始まりますか）
平成24年4月から、
「社会福祉士及び介護福祉士法」（昭和62年法律第30号）の一部改正（※）により、介護福祉士及び一定の研修を受けた介護職員等においては、**医療や看護との連携による安全確保が図られていること**等、一定の条件の下で『**たんの吸引等』の行為を実施**できることになります。

　※「介護サービスの基盤強化のための介護保険法等の一部を改正する法律」（平成23年法律第72号）の第5条において、「社会福祉士及び介護福祉士法」の中で介護福祉士等によるたんの吸引等の実施を行うための一部改正が行われました。

（対象となる医療行為は何ですか）
【たんの吸引等の範囲】
　今回の制度で対象となる範囲は、
　　○たんの吸引（口腔内、鼻腔内、気管カニューレ内部）
　　○経管栄養（胃ろう又は腸ろう、経鼻経管栄養）
　です。

　※実際に介護職員等が実施するのは研修の内容に応じ、上記行為の一部又は全部です。

（誰が行うのでしょうか）
今回の制度では、医師の指示、看護師等との連携の下において、
　　○介護福祉士（※）
　　○介護職員等（具体的には、ホームヘルパー等の介護職員、上記以外の介護
　　　福祉士、特別支援学校教員等）であって一定の研修を修了した方
　が実施できることになります。

　※介護福祉士については平成27年度（平成28年1月の国家試験合格者）以降が対象。

（どこで行われるのでしょうか）
特別養護老人ホーム等の施設や在宅（訪問介護事業所等から訪問）などの場において、介護福祉士や介護職員等のいる**登録事業者**（P−6参照）により行われます。

※登録事業者には、介護保険法や障害者自立支援法の施設や事業所などが、医療関係者との連携などの一定の要件を満たした上でなることができます。

《参考：これまでの背景》

　これまで介護職員等によるたんの吸引等は、当面のやむを得ない措置として一定の要件の下に運用（実質的違法性阻却）されてきましたが、将来にわたって、より安全な提供を行えるよう今回法制化に至りました。
　なお法制化にあたっては、利用者を含む関係者から成る検討の場（介護職員等によるたんの吸引等の実施のための制度の在り方に関する検討会）が設けられました。

たんの吸引等の提供イメージ

施設・在宅どちらにおいても医療関係者との連携の下で安全に提供できる体制を構築します。

~施設の場合~

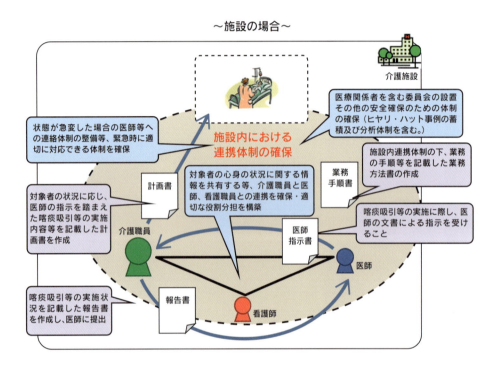

~在宅の場合~

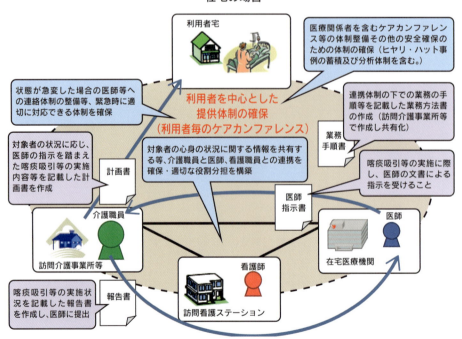

第5章 居宅サービス計画の作成

たんの吸引等の研修（喀痰吸引等研修）

介護福祉士や介護職員等が、たんの吸引等を行うためには、
　○**介護福祉士**はその養成課程において、
　○**介護職員等**は一定の研修（『喀痰吸引等研修』）を受け、
たんの吸引等に関する知識や技能を修得した上で、はじめてできるようになります。

※ただし、現在既に一定の要件の下でたんの吸引等の提供を行っている者（経過措置対象者）については、こうした研修で得られる知識及び技能を有していることが証明されれば認められる旨、法律上の経過措置が定められています。

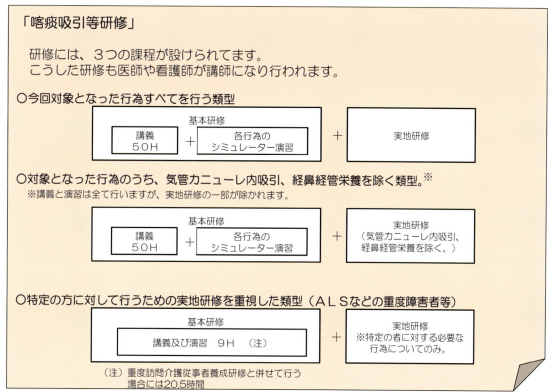

※「第2号研修」とされるこの類型は、平成27年4月1日より研修内容が変更になりました。5つの行為のうちいずれか1行為以上を選択して実施する研修です。

たんの吸引等の業務ができるまで（例）

介護職員等、経過措置対象者、介護福祉士それぞれ以下の様な手続きが必要となります。

現在、介護職員等として、事業者や施設に就業している場合

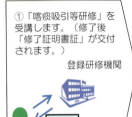
①「喀痰吸引等研修」を受講します。（修了後「修了証明書証」が交付されます。）
登録研修機関

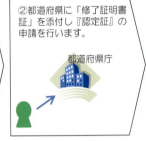
②都道府県に「修了証明書証」を添付し『認定証』の申請を行います。
都道府県庁

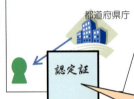
③研修修了の旨等を確認した後『認定証』が交付されます。
都道府県庁

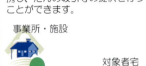
④医師の指示の下、看護師等と連携し、たんの吸引等の提供を行うことができます。
事業所・施設　対象者宅

『認定特定行為業務従事者認定証』
たんの吸引等の業務を行うための証明書です。
（実施できる行為が記載されています。）

現在、既に一定の要件の下でたんの吸引等の提供を行っている場合　※通知の範囲に限られる。

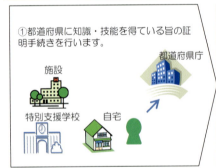
①都道府県に知識・技能を得ている旨の証明手続きを行います。
施設　特別支援学校　自宅　都道府県庁

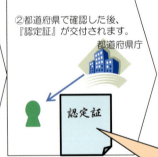
②都道府県で確認した後、『認定証』が交付されます。
都道府県庁

③認定された行為につき、医師の指示の下に、看護師等と連携して引き続き、たんの吸引等を行うことができます。
施設　特別支援学校　自宅

『認定特定行為業務従事者認定証』
たんの吸引等の業務を行うための証明書です。
（実施できる行為が記載されています。）

これから「介護福祉士」を目指している場合

①養成施設に入学し、養成課程の中で学習します。
養成施設

②卒業後、「介護福祉士」の国家試験を受験し、合格後に「介護福祉士」としての登録を行います。
※「介護福祉士登録証」が交付されます。
登録証

③事業者に就業します。就業後「実地研修（※）」を受講します。（修了後「修了証明書証」が交付されます。）
事業所・施設

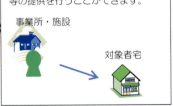
④実地研修終了後、「介護福祉士登録証」の変更を行った上、医師の指示の下、看護師等と連携し、たんの吸引等の提供を行うことができます。
事業所・施設　対象者宅

（※）登録事業者における「実地研修」
　介護福祉士については養成課程において「実地研修」を修了していない場合、事業者において必要な行為毎に「実地研修」を行わなければならないことが義務づけられています。

登録研修機関

○たんの吸引等の研修（喀痰吸引等研修）は、都道府県または「登録研修機関」で実施されます。

○「登録研修機関」となるには都道府県知事に、一定の登録要件（登録基準）満たしている旨、登録申請を行うことが必要となります。

○登録研修機関には、事業者、養成施設もなることができます。

○また、「認定証（認定特定行為業務従事者認定証）」の交付事務について、都道府県から委託を受けることもできます。

登録基準（登録研修機関の要件）

○たんの吸引等の実務に関する科目については、医師、看護師等が講師となること。

○研修受講者に対し十分な数の講師を確保していること。

○研修に必要な器具等を確保していること。

○以下の研修に関する事項を定めた「業務規程」を定めること。
・研修の実施場所、実施方法、安全管理体制、料金、受付方法等

○研修の各段階毎に修得の程度を審査すること。（筆記試験及びプロセス評価）

○都道府県に対する研修の実施状況の定期的な報告

○研修修了者に関する帳簿の作成及び保存　など

登録事業者（登録喀痰吸引等事業者・登録特定行為事業者）

○個人であっても、法人であっても、たんの吸引等について業として行うには、
　登録事業者（※）であることが必要です。

○登録事業者となるには都道府県知事に、事業所ごとに一定の登録要件（登録基準）
　を満たしている旨、登録申請を行うことが必要となります。

（※）登録喀痰吸引等事業者（H27年度〜　従事者に介護福祉士のいる事業者）
　　　登録特定行為事業者（H24年度〜　従事者が介護職員等のみの事業者）

登録基準（登録事業者の要件）

◎医療関係者との連携に関する事項（実際のたんの吸引等の提供場面に関する要件です。）

　　○たんの吸引の提供について、文書による医師の指示を受けること。
　　○介護職員と看護職員との間での連携体制の確保・適切な役割分担
　　　（対象者の心身の状況に関する情報の共有を行う等）
　　○緊急時の連絡体制の整備
　　○個々の対象者の状態に応じた、たんの吸引等の内容を記載した「計画書」の作成
　　○たんの吸引等の実施状況を記載した「報告書」の作成と医師への提出
　　○これらの業務の手順等を記載した「業務方法書」の作成　など

◎安全確保措置など（たんの吸引等を安全に行うための体制整備に関する要件です。）

　　○医療関係者を含む委員会設置や研修実施などの安全確保のための体制の確保
　　○必要な備品等の確保、衛生管理等の感染症予防の措置
　　○たんの吸引等の「計画書」の内容についての対象者本人や家族への説明と同意
　　○業務上知り得た秘密の保持　など

> ◎介護福祉士の「実地研修」
> 　※「登録喀痰吸引等事業者（平成27年度〜）」においての登録基準となります。
>
> 　○養成課程において「実地研修」未実施の介護福祉士に対する「実地研修」の実施
> 　　・登録研修機関において行われる「実地研修」と同様以上の内容で実施
> 　　・修得程度の審査を行うこと
> 　　・「実地研修修了証」の交付を行うこと
> 　　・実施状況について、定期的に都道府県に報告を行うこと　など

第5章　居宅サービス計画の作成

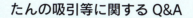

たんの吸引等に関するQ&A

（Q）現在、介護等の業務に従事している介護福祉士や介護職員（ヘルパー等）は、すべてたんの吸引等の研修（喀痰吸引等研修）を受けて認定されなければならないのですか？

（A）すべての人が受ける必要はありません。
　　　ただし現在勤務している事業者や施設が登録事業者となり、たんの吸引等の業務に従事していく場合には、認定を受ける必要があります。
　　　また、認定を受けていなければ、たんの吸引等の業務が行えないことは言うまでもありません。

（Q）現在、介護保険法や障害者自立支援法のサービス事業所や施設は全て、登録事業者になる必要がありますか？

（A）すべての事業所や施設が登録事業者になる必要はありません。
　　　ただし、当該事業所等において介護福祉士や介護職員にたんの吸引等の提供を行わせる場合には登録が必要となります。

（Q）現在、一定の要件の下でたんの吸引等を行っている場合は、平成24年4月以降も引き続き行えるのでしょうか？

（A）現在既に一定の要件の下でたんの吸引等の提供を行っている方については、たんの吸引等の研修（喀痰吸引等研修）を受けた者と同等以上の知識及び技能を有していることについて、都道府県知事の認定を受ければ引き続き行えます。（※具体的な手続きは、今後、お示ししていきます。）

（Q）具体的な登録研修機関や登録事業者がどこにあるのかについては、どこに聞けばいいのか？

（A）研修機関や事業者の登録先や「認定証」の交付申請先は各都道府県になります。
　　　また、都道府県は登録研修機関や登録事業者が適正に事業を行っているか、指導監督を行う立場も担っておりますので、お尋ね、お困りの際は、各都道府県にお問い合わせください。

3 介護保険以外のサービスの利用と調整

　難病患者の在宅での支援は、医療との関わりが大きく、詳細は、次の章で述べます。ここでは、障害者総合支援法での障害福祉サービスと介護保険制度でのサービス導入を考えます。年齢や適応疾患により、優先される制度が異なってきます。介護保険と共通する在宅介護サービスについては、原則として介護保険を優先的に利用することになっています。しかし、ヘルパーについては、介護保険法の保険給付に比べてより濃密なサービスが必要であると認められる全身性障害者（1級の者及びこれと同等のサービスが必要であると市町村が認める者）については、社会生活の継続性を確保する観点から、介護保険では対応できない部分について、「一定の要件の基に障害者施策から必要なサービスを受けることができる」とされています。この要件に該当するか確認し、障害者総合支援法に基づく障害福祉サービスを利用していきます。

1）重度訪問介護利用の課題と工夫

　障害者総合支援法での障害福祉サービスは、自立支援給付と地域生活支援事業で構成されています。

図 5-1　総合的な自立支援システム全体像

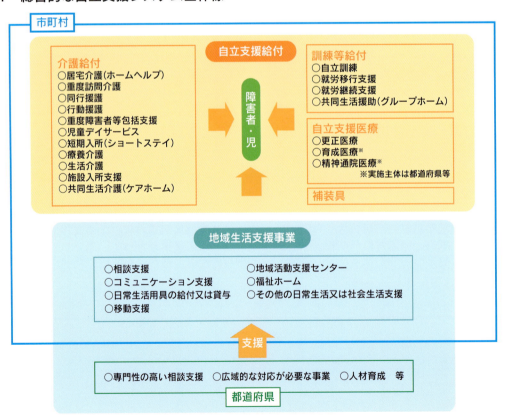

難病総合センターHP（http://www.nanbyou.or.jp/entry/1737（厚生労働省/全国社会福祉協議会のパンフレット（平成23年10月版）から引用））より作成

第5章　居宅サービス計画の作成

前記の図のように、自立支援給付サービスは個々の障害のある人々の障害の程度や勘案すべき事項（社会生活や介護者、居住等の状況）を踏まえ、個別に支給が決定されます。「障害福祉サービス」と市町村の創意工夫により、利用者の方々の状況に応じて柔軟に実施できる「地域生活支援事業」に分類されます。

地域で生活する障害のある人のニーズを踏まえ、地域の実情に応じた取り組みを行っていますので、利用者、利用料など事業内容の詳細については、その地域の市町村に尋ねるのがいいでしょう。介護保険制度の特定疾病や65歳以上では介護保険制度が優先されます。制度の仕組みで利用できるサービスにも限度があり、24時間365日ケアが必要な難病患者には、満足できるサービス提供は難しいのが現実です。

また、地域の実情に応じた難病医療ネットワークの現状を理解しましょう。現実的には課題が多くありますが、その患者を取り巻く支援ネットワークを構築し上手く活用できるようにしていくことが必要です。

4 利用者を取り巻く関係者も含めた支援の工夫

1）社会的ニーズの支援の工夫

重度の生活上の支障と医療ニーズを持ちながら社会参加の支援は難しいと捉えることがあるかも知れませんが、実際に多くの難病患者が何らかの形で社会に参加しています。学校、就労、通所、趣味活動、余暇活動など自宅から出た活動だけではなく、インターネット、メールなどを利用した社会参加や社会との交流もあります。

難病患者が社会へ出て人との関わりに気持ちが向かうのは、患者が自身の病気を受け入れ、ほかの人と変わらない生活、人との交流をしたいと思うことからです。患者会に参加し、同じ病気の患者との出会いや交流は大きなきっかけです。患者会への参加もケアプランに入れ、時期を見て進めるのもよいでしょう。その際は、主治医に相談し、外出の際のリスク等、または継続した医療処置が必要な場合はどうしなければならないのかなど、検討が必要です。

患者会は、同じ病気の患者や家族からなるグループです。患者会活動の目的は、療養に必要なことをさまざまな側面から、さまざまな形で実施し、療養にかかわる体験を当事者それぞれが共有し学びあうことです。これらの過程を通して、お互い支えあうピアサポートといった機能を果たしています。

2）医療ニーズの支援の工夫

身体機能が低下してくると、摂食・嚥下障害や感染症等による脱水、自律神経障害が生じてくることがあります。また臥床が長くなって、心機能低下、摂取不足、起立性低血圧等が生じてきます。筋活動の低下する神経難病では、末梢組織への循環障害は、避けられません。

筋ポンプ作用の低下や脱水により深部静脈血栓が生じやすく、血栓の遊離から肺塞栓症のリスクも高くなります。また、末梢に浮腫を認めることも多くなります。日々の食事の様子や患者の反応の記録は診断への重要な情報となりますから、主介護者や家族を含むサービス事業者との協力・連携は欠かせません。末梢循環障害には全身管理をしてくれる訪問診療・訪問看護との連携が重要です。装具や寝具の調整には、福祉用具貸与・購入事業所の相談員との連携が必要となります。また、リハビリテーションスタッフとの連携は早期から検討が必要でしょう。薬剤処方では、医師と検討し居宅療養管理指導での訪問薬剤師の関わりを調整します。

　嚥下障害や呼吸障害など生活上の課題がある場合、口腔ケアは配慮すべき点が多くなります。個別性に応じた技術的支援が必要となりケアの専門性は高くなります。意思伝達手段も限られます。嚥下障害のある患者では、筋力低下や舌の萎縮等により、含んだ水や唾液が気管内に落ち込んでしまうことがあります。誤嚥への注意は重要です。病状によってはヘッドアップなど誤嚥防止のための姿勢をとれないこともありますが、誤嚥しにくい姿勢を患者の状況に応じ支援します。必要に応じて吸引の判断も必要でしょう。気管切開をしている患者では、歯を磨くことに重点をおくよりも、口腔内の衛生、不快症状や口腔の状態への対処をします。口腔リハビリテーションを取り入れていけるよう、訪問歯科・歯科衛生士や訪問リハビリステーションの言語聴覚士との連携が必要です。こうした専門性の高いケアが必要な状態であるにもかかわらず、在宅療養においては医療職以外の者が口腔ケアを支援している場合が多いのも事実です。医療職であるそれぞれの専門職がチームとして積極的に口腔ケアに参加し、多職種と連携をとることが必要です。それが難病患者の状態に適した安全で安楽なケアを実施することにつながります。

　難病患者は皮膚トラブルにも留意が必要です。経管栄養での下痢やストマにおける皮膚障害を予防するためのスキンケアは大切です。治療薬の影響で皮膚が脆弱化している上に、病状の進行による身体的変化、排泄物の付着や医療器具による物理的刺激です。スキントラブルの発見が遅れないよう、また発見した時は早期に対応します。主治医と相談の上、難病専門医の病院に皮膚排泄ケア認定看護師がいる場合は、評価してもらい指導を受けながら支援内容に組み込むといいでしょう。

　このように、各専門職がどのような専門性を持つのか、そして地域の中にどのような資源があるのかを理解しましょう。地域の保健師または、難病患者の在宅支援について経験のある職種とチームを組むことが支援をスムーズにしていきます。

第6章
サービス担当者会議の意義

1 多様な職種によるチーム形成・関係構築

　介護支援専門員が患者と関わるときは、在宅生活を支える役割を期待されている場合がほとんどです。最初に関わるときの重要な課題は、患者が病気と障害をどのように受け止めて、どのような生活のイメージを抱いているかを知ることです。また、医療の受け方、どこで誰と、どんなケアを受けて暮らすのかなどについて、患者自身が意思決定できるための支援が必要です。そのためには、医療・介護・福祉などの専門職からの解りやすい情報提供と助言があってこそ、意思決定が可能になります。難病情報センターの、難病に関する病態や治療研究や制度などの情報提供、難病相談・支援センターでの相談事業なども活用できます。さらに、難病患者・家族にとっては、同病者・家族との情報交換や体験交流をすることで、具体的な生活のイメージがつかみやすくなることもあるので、できるだけ早期に患者会の活動についても情報提供をしましょう。図のように、国の難病施策では、「難病対策地域協議会」が位置づけられ、患者会なども含めた多機関・多職種による地域における難病患者の支援体制が具体的に展開される予定です。これに、介護保険サービスや障害福祉サービスが重なり合って、ケアチームを形成します。

図 6-1　国民の理解の促進と社会参加のための施策の充実（新たな難病患者を支える仕組み）

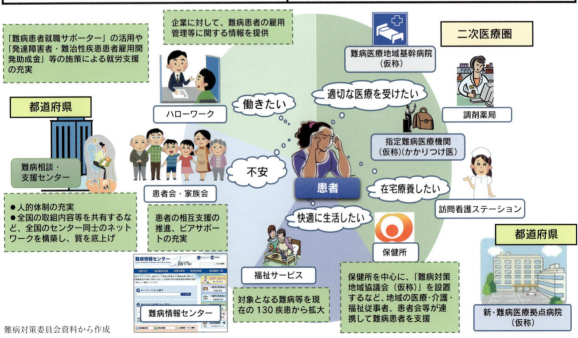

難病対策委員会資料から作成

そして、患者の『意思』をチームで確認し共有することで、在宅生活を支えるケアの意義がみえてきます。さらに、地域にはボランティア団体や近隣の住民など多くの人々の活動があるので、専門職による公的サービスにはないような支援活動を見つけ出しコーディネートすることができます。

図6-2 難病患者を支えるチーム・関係機関

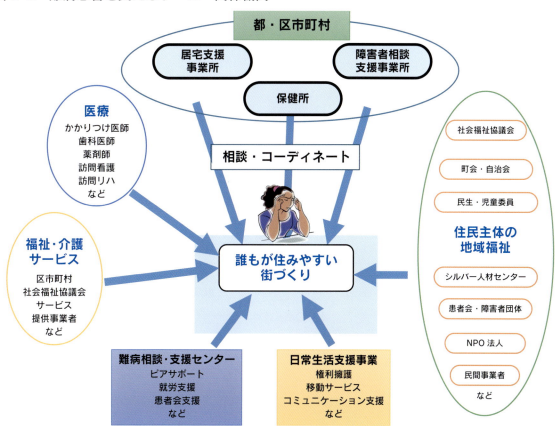

これら多様な支援機関・支援者に関する情報収集と情報交換をすすめて、患者と共に、"いつ・どこで・誰に・どのような"支援を求めてコーディネートするのか、率直に話し合う環境づくりが大事になります。

2 退院後のサービス調整

最近は、退院に向けて退院支援・調整を専門に行う部署を設置し、退院支援・調整業務を担う専任の看護師やソーシャルワーカーを配置する病院が増えています。院内での退院支援は、多職種スタッフの共同作業のもとでおこなわれ、医師・看護師のほかに、薬剤師、リハビリテーションスタッフ、栄養士、臨床工学技師などが関わるほか、院内で横断的に活動する栄養サポー

トチームや緩和ケアチームなどが、専門的な役割を果たしているところもあります。患者・家族への説明・相談を十分に行ない、院内カンファレンスで「退院支援計画」を検討する段階で、早々に「退院前カンファレンス」が準備される事例が多くなっています。これまで、一般的に考えられていた入院期間よりも、かなり早い退院調整が行われると感じられますが、平均在院日数が病院の機能評価に反映されるという現状があるため、退院調整期間についても短縮されてきています。図は、特定機能病院の退院支援・調整の例を示しています。退院調整に向けて「退院支援計画書」の作成や、退院前カンファレンスを開催した場合の診療報酬として、「退院調整加算」「退院時共同指導料」を算定できることになっています。また、介護支援専門員との情報共有を行った場合には、「介護支援連携指導料」を算定します。

図6-3 退院調整の流れ（退院調整チーム）

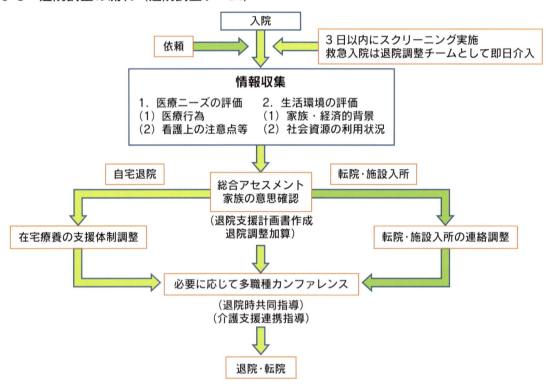

　このような現状を把握した上で、地域におけるケアサービス調整に当たって、まず、患者の退院後の生活の希望や要望を確認しましょう。また、退院前カンファレンスの開催までに、病院の調整窓口になる部門と職種（看護師またはソーシャルワーカーなど）を確認しておき、カンファレンスの目的と情報共有の方法などを話し合っておきます。これらの情報をもとに、地域の関係機関等への連絡・調整を行います。

　病院が「退院前カンファレンス」を設定する例には、医療機器を使用、吸引等の医療的ケアが必要、症状のコントロールが困難、家族関係や生活環境に課題があるなどがあげられ、難病患者のほとんどが、これらすべての課題を抱える場合が多いと思われます。カンファレンスでは、退院後も住み慣れた地域でその人らしい生活を送ることを最大の目標として、医療・介護・福祉関係者が情報を共有し、退院後のケア方法や役割分担について確認します。その上で、退

第 6 章　サービス担当者会議の意義

院までに解決できる問題と、地域に帰って生活の状況を見守りながら検討していく課題などの整理をして、連携と支援の継続の必要性について共通の理解を得ておくことが大切です。また、情報提供用紙・サマリーなどを活用して、事前に各専門職同士の詳細な情報交換を図っておくと、重要な事項を中心にカンファレンスを効率的に進めることができます。

さらに、難病患者の場合には、介護保険サービスと障害福祉サービス（介護給付や補装具など）を併用することが多いので、早期に役所の障害福祉担当や保健所難病担当、相談支援事業者との連絡調整を行いましょう。その際、医療機関からの情報や、暫定のケアプランなどを活用して、患者・家族が望む生活のイメージをできるだけ具体的に示すことが大切です。

図 6-4　病院と地域とのカンファレンス

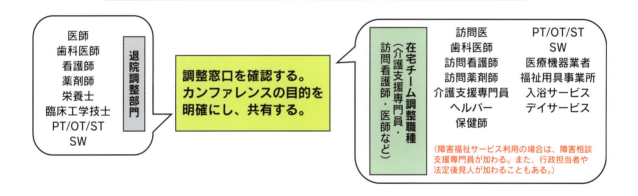

3　家族と介護職の関係の支援

今日の、社会・経済情勢や家族構成の変化などにより、患者を支える家族と地域の力が減少していることが指摘され、社会的介護の必要性はこれからますます大きくなると思われます。しかし、難病患者にとっては、家族の介護力に頼らないと在宅ケアは成り立たないという現実があり、介護支援者には、家族への支援についても配慮が求められます。

家族支援に関する法的位置づけは、社会福祉士及び介護福祉士法（第 1 章第 2 条）に、「介護福祉士とは（略）専門的知識及び技術をもつて、身体上又は精神上の障害があることにより日常生活を営むのに支障がある者につき心身の状況に応じた介護（略）を行い、並びにその者

及びその介護者に対して介護に関する指導を行うこと（略）を業とする者をいう。」とされています。そして、指定居宅サービス等の事業の人員、設備及び運営に関する基準（第23条）には、「常に利用者の心身の状況、その置かれている環境等の的確な把握に努め、利用者又はその家族に対し、適切な相談及び助言を行う。」さらに、指定居宅介護支援等の事業の人員及び運営に関する基準（第13条）では、介護支援専門員の業務について、「利用者の希望及び利用者についてのアセスメント結果に基づき（略）利用者及びその家族の生活に対する意向、総合的な援助の方針、生活全般の解決すべき課題、提供されるサービスの目標及びその達成時期、サービスの種類、内容及び利用料並びにサービスを提供する上での留意事項等を記載した居宅サービス計画の原案を作成しなければならない。」と、家族を支援する役割について明示されています。

「家族介護を円滑に行うために〜家族介護の現状と支援策のご紹介〜（社）全国国民健康保険診療施設協議会」の家族介護に関する調査では、『家族で介護してよかったと感じたこと』というアンケートで以下の結果が紹介されています。

①家族に対する役目を果たせる／果たせたと感じた
②要介護者がその人らしく生きられる／生きられたことが良かった
③家族や親族との絆が深まる／深まったと感じた
④自身を人間的に成長させる大変良い経験になる／経験になったと感じた
⑤要介護者との良い思い出になる／思い出になったと感じた
⑥要介護者との関係が良くなる／良くなったと感じた
⑦これまでとは異なる友人・知人ができた
⑧自身の生きがいを発見した

この結果から考えられることは、「家族から介護を奪わない」「介護に家族が参加しやすい環境をつくる」ことが必要な場合があるということです。介護サービスを利用して、家族の介護負担を軽減するという側面だけでなく、家族の意思決定に基づいた介護への関わり方について十分に話し合い理解しておく必要があります。介護職・事業所が家族と協働するという視点を、患者・家族に示すことが重要です。

○参考資料
• 「家族介護を円滑に行うために〜家族介護の現状と支援策のご紹介〜」(社)全国国民健康保険診療施設協議会　（平成24年3月）

第7章

モニタリング
及び評価

1 モニタリングの対象と介護支援専門員としての心構え

　介護支援専門員が支援の対象の範囲をどのように捉えるかによって、支援のあり方は異なります。介護保険制度の対象である要介護高齢者一般の支援でも、本人だけでなくその家族も含めて（本人支援のための）支援の対象者であると捉えますが、難病患者の場合には、もっと明確かつ分析的に捉えて支援しなければなりません。本人とその家族を含めた支援は、本節のモニタリングだけではなく、ケアマネジメントのすべてのプロセスにおいて行います。もし介護支援専門員が「家族は介護保険制度の被保険者ではなく、居宅サービス計画費の報酬の対象ではないし、多くの手間がかかる。」と考えるのであれば、難病患者にとって最善のケアマネジメントの実行は望めず、その影響を受けながら暮らすのは、難病患者とその家族となります。

　またケアマネジメントの対象と捉える際には、難病患者とそれを支えるすべてのチーム構成員となります。高齢者一般を支援するチームと比べ、難病患者の場合には、他法も含めたより大きな支援チームであるため、介護支援専門員は、ケースごとに異なる必要な支援体制と自らのケアマネジメントの役割と力量を見定め、保健師を含め各職種と広く、密に連携していく知識と技能が求められます。

　このような観点から、モニタリングと評価の対象は支援対象者とその家族、ケアマネジメントの実行状況はチーム構成員を含めたチーム全体、それをケアマネジメントする介護支援専門員自身の評価が必要となります。難病は多岐にわたり、またケースごとに、地域ごとに支援のありようは異なります。完璧な支援を行う介護支援専門員となることは容易ではありません。だからこそ私たち介護支援専門員は、常に自己覚知を深め、介護支援専門員倫理を礎に、現況下における最善のケアを模索し続けるモニタリングを行い、支援の体制の弱いところを作らないように多面的なバックアップ体制を整え、難病患者とその家族のさまざまな権利が行使されるように支援します。

2 モニタリングの実際

1）モニタリング日時、場所、対象者の設定

（1）通常のモニタリング

　　難病患者のモニタリング訪問では、まず訪問する日時の設定に配慮します。その理由は、他の多くの介護保険サービス利用者と難病患者が異なり、病気の症状が進行すると一日に何度ものサービスを利用している場合があります。特にコミュニケーションに時間を要す

る場合には、ケアプランに則ったケアの手順を時間内に遂行できるよう、難病患者とサービス提供者とのコミュニケーションを優先しなければならないからです。一方で、サービスの提供状況を直接、介護支援専門員が確認することを目的としたモニタリングの場合には、むしろサービスの提供時間に合わせて訪問します。そのような場合介護支援専門員は、必ず難病患者とその家族、サービス提供時間に訪問するサービス提供事業所の管理者または担当者に対して、あらかじめモニタリングの目的を伝え、同席することについての了解を得ておかなければなりません。

(2) 個別の面談が必要な場合

病状の進行による精神的な不安定さ、療養生活に伴う家族の関係性の変化（悪化）等、より丁寧な面接を必要とするような課題を抱えているときには、それぞれ個別に面談すると、効果的を期待できる場合があります。ただし、通常の面談で難病患者も家族も一緒に面談をしている場合には、個別の面談を設定することによって、介護支援専門員に対する不信感、家族関係の悪化を招くことのないように慎重に対応します。例えば難病患者と個別に面談したいときには家族に対して「●●の件について、ご本人ともう少しじっくりとご相談したいのですが、ご本人としばらく二人でお話する時間をいただいてもよろしいでしょうか。」と家族に同意を得たうえで面談します。また、ショートステイやレスパイト利用先に訪問することもできます。また、このような同意を得ることが難しそうな家族であれば、家族が何かの用で少し席を外したときに、そっと本人に意向を確認することもできます。ご家族との個別の面談の場合にも上記同様の工夫ができますが、当事者である本人不在の面談になることを介護支援専門員は理解し、難病患者本人の尊厳や意向が尊重されるように留意する必要があります。

2) 各回のモニタリングの意義を介護支援専門員自身が理解する

面談の日時・場所・対象者を計画し、難病患者や周囲に配慮することは、特に難病患者のケアマネジメントにおいては重要です。難病患者だからこそ何度も発生する疾病受容の心理過程、それに伴って生じやすい家族間の役割や関係性の変化を介護支援専門員が理解し、疾病の進行の過程や、支援過程全体におけるターニングポイントを押さえた介護支援専門員の目的的な介入の機会の確保、介入の効果を高めなければならないからです。もし、介護支援専門員がモニタリングを運営基準に規定されているから、形式的に実施しているようであれば、難病患者の生活の安全とQOLは保つことはできません。介護支援専門員は自ら行う各回のモニタリングの意義を明確に言語化できるレベルで理解し、目的的に介入できることが、難病患者の身体的、精神的、社会的苦痛を緩和し、QOLを高める支援に繋がります。介護支援専門員は難病患者を担当する際には、特にそのことを自覚しておかなければなりません。

3）状態の確認と情報の再分析

(1) モニタリング（継続的アセスメント）の具体的な実施方法
①記録の方法

　アセスメントにおいて収集した情報、あるいは前回のモニタリング時の情報と今回を比較しつつ、情報を更新し、同時に再分析していきます。国が指定する難病患者等居宅生活支援事業の対象疾患は多岐にわたりますが、介護保険を利用する難病患者であって、ケアプランの具体的なサービス調整が必要なケースは、例えば進行性核上性麻痺やALS等、比較的進行が速く重度の要介護状態に至る場合が多く、いわゆる一般の要介護高齢者に使用するモニタリングシートでは十分に対応できないことがあります。モニタリングは継続的アセスメントです。難病患者を担当する介護支援専門員は、モニタリング訪問であっても、毎回アセスメントシートを持参すると良いでしょう。またその際、記録の方法は、一目で経過にそって心身状態や生活機能の変化を介護支援専門員自身が把握できるよう、アセスメントシートの変更点は、異なる色のペンで修正・追記する等の工夫も一考です。

図 7-1　モニタリング時に行う記録の工夫（例）

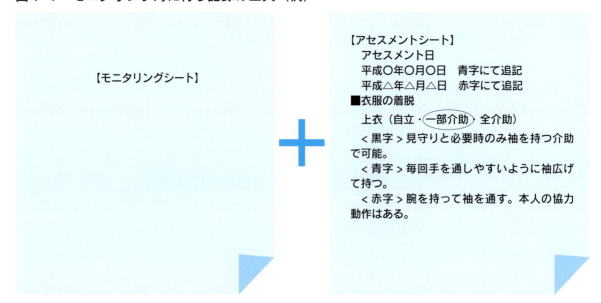

②モニタリング（継続的アセスメント）項目

　モニタリング時に確認する項目は、おおむね以下の通りです。そのケースや状況によって追加することもありますので随時、判断して追加しましょう。

第7章 モニタリング及び評価

表7-1 モニタリングで確認する項目（例）（○印は家族の情報又は家族に関連する項目）

	本人の生活や介護に対する考えや希望の変化の有無とその内容
○	家族の生活や介護に対する考えや希望の変化の有無とその内容
	難病の病気の特徴と進行から予測される身体機能の発生の有無とその内容
	難病以外の疾病の発生や、慢性疾患の状況
	生活機能の変化
○	心身状態や生活機能の変化に伴う介護方法の変化や介護負担の発生の有無とその内容
○	生活環境の変化（自宅、近隣、日用品の購入継続性を含む）
	疾病の進行に伴う疾病受容の心理過程
○	家族の健康状態
○	緊急時対応について変更の必要性の有無とその内容
○	家族の役割、関係の変化
○	経済状態の変化
○	各サービスの実施内容、サービス事業所や関係機関と本人や家族との関係や満足度
○	本人の病気の進行や支援過程の全体から捉えた、現時点における位置の確認 ※大きな決断や生活の場、生活の方法等の再検討を必要とするようなターニングポイントが訪れていないかの介護支援専門員としての判断
○	虐待の発生リスク、兆候、虐待の有無
○	法改正時においては、法改正の説明に対する本人と家族の理解度、納得度
○	介護支援専門員に対して求める支援内容の変化の有無と満足度

(2) 緊急時対応は継続的な確認が必要

　難病は長期にわたる進行性の病気です。病気の進行の状況を介護支援専門員の視点と各専門職からの聞き取りによって確認し、生活上の課題がどのように生じているか、介護方法や住環境整備の変更の必要性の有無、本人と家族はそのような変化をどのように受け止めているのか等を確認していきます。ただし難病は循環器、呼吸器、血液の疾患などは病気によっては生命にかかわる重篤な事態に至って、緊急入院を要する場合があることもあります。緊急時の対応については、身体状態だけでなく、家族の存在や機能、意向の変化、医療機関の変更等によっても変更が必要です。契約時や退院時に決定した緊急時の対応が継続されるものと思いこむことは危険です。モニタリングごとに毎回、変更の必要性がないか**表7-2**に示す項目を参考に確認しましょう。チェックが1つでもつけば、見直しの必要性があります。

表7-2 緊急時対応（連絡先）変更の検討が必要な場合（例）

No.	確認項目	チェック欄
	心身状態に変化がある	☐
	本人や家族の意向に変更がある	☐
	医療機関（主治医）に変更がある	☐
	家族の存在や機能に変更がある	☐
	引っ越しをした、電話番号を変更した（本人または、家族）	☐

(3) 支援内容、支援体制について、変更の必要性を判断する

　　モニタリング（継続的アセスメント）の情報に基づき、現行のケアプラン及び他法を含めた支援体制でQOL（命の質、生活の質、人生の質）が保てるかを判断します。特に、難病のケースにおいては、介護支援専門員が行ったモニタリング情報だけで判断することは不可能です。支援に携わるすべての人に最近（最長でも月内）の変化や気になることについて照会します。照会といってもいわゆる運営基準に定められているケアマネジメントプロセスを実施しなければならない場合を除いては、簡単に電話等で情報収集をする程度で構いません。その情報収集や意見を確認する過程で、担当者を会して意見を出し合った方が良いと考えれば、サービス担当者会議を招集します。難病のケースの場合には、ケアプラン変更に至らない場合で、生活上の工夫や解決策に向けた専門職の意見を確認するために集まることもあります。一方で緊急的にサービス担当者会議を招集し解決を図る場合、あるいは中長期的な課題を解決するために担当者会議を開催し、少しずつ数か月かけて解決していく場合等があります。そのような検討を通して、支援内容、支援体制の必要性の是非を介護支援専門員だけではなく、多職種によって判断していきます。多職種から情報を収集したら、介護支援専門員は必ずフィードバックすることを心得ておきましょう。双方向のやりとりを確実に行うことで、相互の信頼が確かなものとなり、連携の質が高まります。

———— Column ————

【ALS 患者さん A さんをめぐる支援の例】

　　A さんは ALS と診断を受けて 5 年が経過しました。今は車いす、全介助の状態ですが体幹保持はなんとかできています。

　　健常者にとっては普通と感じられる冬の室内の寒さも、その ALS 患者にとっては頚部の痛みやまた機能低下を招く要因になるのではないかという恐怖感から、精神的にも不安定になりました。

　　介護支援専門員は A さんのケアプランに位置付けられた介護保険や医療保険の担当者に呼びかけ、ご本人宅に集まりました。

　　どうすれば A さんが感じる冬の寒さを緩和し、結果として機能低下やそれが起こるのではないかという恐怖心を緩和できるかという方法を模索するためです。暖房や毛布だけではなく、100 円ショップで購入したアルミホイルから NASA のスペース暖シート、手作りのグッズまであらゆる手段を試しました。

　　これはいわゆる指定居宅介護支援の運営基準の順守を意識した担当者会議ではなく、ケアプランの変更や給付上の変更があるわけでもありません。A さんがこの病気が故に感じる寒さ機能低下（身体的側面）や、この病気であるために感じるこの寒さへの恐怖感（精神的側面）のニーズに対する検討するために集まったサービス担当者会議でした。

　　どのような状況にあっても、どのようなニーズに対してもチームが同じ方向を向いて力を結集したときに、大きな支援の原動力になり得ます。

　　ご本人にとっては、困りごとに対する具体的な解決策の選択肢を複数提示され、決定できること、困ったことがあればこうしてチームが一丸となって自分のために集まり、知恵を絞ってくれるという経験を通して、難病患者とその家族は、現実的にはすべての課題が解決されることが難しい中にあっても、身体的、精神的、社会的な側面の充足を感じ取れる可能性が高まるのではないでしょうか。

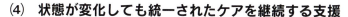

(4) 状態が変化しても統一されたケアを継続する支援

難病患者のケースでは、一つのサービス種別に複数の事業所が介入している場合が多くあります。例えば訪問介護事業所は、毎日複数回、24時間体制等の手厚い体制を確保するのに一つの事業所で対応することが難しい場合があります。訪問看護ステーションやリハビリテーション職の派遣についても、複数の訪問看護ステーションが担当することもあります。また医師についても難病の専門医と日頃の体調を確認する、かかりつけ医が存在する場合があります。一サービスにつき複数事業所、複数担当者によって生活の連続性（ケアの連続性）を確保できるようにケアプランを管理し、ケアの方向性や具体的内容を統一します。実際にケアが展開された後、本人の心身状態の変化が生じやすい難病患者の場合には、各担当者ごとに状態とケアの内容を判断して対応し、時間が経過するといつのまにか異なるケア内容になっていたということがないように、介護支援専門員は状態変化に伴うケア内容の変更が生じた場合には、即座にそれらが統一されるように情報を各担当者に伝えなければなりません。このような細やかな連携も難病患者のケアマネジメントでは、継続的に求められます。

(5) 関係性のモニタリングと代弁の必要性

①家族と事業所の関係を取り持つ

難病患者には、細やかな配慮による介護が求められることが多くあります。本人は不快、コミュニケーションのしにくさ等を感じており、専門職の少しの失敗が気になることもあります。また家族が家族の価値観に基づいて完璧だと思う介護をしている場合には、事業所のやり方や気遣いがかえってストレスに感じられる場合もあります。そのような場合、介護支援専門員は本人と家族の心情、事業所の事情も理解し、中立的な立場から本人や家族の考えや意向を丁寧に傾聴するとともに、公的な制度の主旨や、ケアはお互いに努力して作り上げていくものであることを説明し、両者の関係をとりもつ役割を担います。

②感情を自己表出しにくい患者と意思表示が強い家族の場合

本人が話す頻度が少ない、家族に遠慮している（介護負担をかけているので、家族の良いようにと自分の意向を控える）場合には、介護支援専門員自身が無意識的に家族の意向に沿ってものごとを進める状況に陥っていることがあります。家族支援は必要ですが、本人の意向を軽んじることがあってはなりません。常に「本人は何を望んでいるだろうか」ということを中心に置きましょう。また、家族だからといって、本人にとって何が最善かを本人の立場で考えているとは限りません。家族としての役割や立場があるからです。介護支援専門員はいかなるときも中立的に難病患者本人と、家族の両者の立場と心情を理解し、意思決定をはじめとするすべての支援を行うことに介護支援専門員の支援の価値があります。「利用者のために」ではなく、いかなるときも『利用者の立場にたって』考えることにトライし続けることに介護支援専門員の存在価値があります。

⑹ 介護支援専門員自身の評価

これまでに述べてきた支援を介護支援専門員が行うには、下記を意識的に行い、記録していくことが求められます。

表 7-3　介護支援専門員の難病の利用者に対するアプローチの振り返り項目（例）

No	項　目	チェック欄
1	日頃から介護支援専門員自身が自己覚知を深める努力を意識的に継続している	☐
2	難病患者およびその家族や支援チームと介護支援専門員の関係性を常に客観的に見ていること（相手の心情や要望を理解するようにしていること）	☐
3	難病ケースごとの介護支援専門員としての立ち位置や介入の計画をもっている	☐
4	今月、あるいは一定期間の介護支援専門員自身の、その難病ケースへの介入のあり方と成果、改善すべきことについて整理する視点を持っている	☐

3　モニタリングと評価の実施は患者を守る専門職の証

　難病ケアマネジメントについては、これが標準というものはまだ確立されているわけではありません。私たち介護支援専門員が実践を積み重ねることによって、良いことは更に良くするために、失敗したことはなぜ失敗したのか、どうすれば改善できるのかを検証し、難病ケアマネジメントの知識と技術を高めていく責任があります。難病患者とその家族が今後、病状が進行する、機能が低下していくという逃げることのできない現状の中にあっても、自分自身らしく生きていくことができるよう支援できる術を私たち自身が模索し続けることが介護支援専門員としての倫理的な態度であり、難病患者の人権をまもることになります。そのために支援をしっぱなしにするのではなく、モニタリングと評価が重要なのです。

第8章
わが国の難病対策

1 厚生労働省の進める難病対策

1) 難病対策の変遷

　わが国における難病対策の歴史は、昭和30年代にスモン(SMON;Subacute myelo-optico-neuropathy; 亜急性脊髄視神経末梢神経障害) から始まりました。スモンは、脊髄や視神経、末梢神経に変化がおこって、下肢のしびれや脱力、歩行障害など神経症状や視覚障害などが出現する病気です。当時は、原因が不明で治療法がなく患者は身体的な苦痛を抱えながら、これに加えて、感染する病気ではないかとされた時期もあり社会的差別を受け精神的苦痛も大きかったのです。この状況に対して、スモンにかかった人々を救済しなければという声の高まりとともに、社会全体の問題として認識され始めました。昭和44年に全国スモンの会として患者会が結成され、国や自治体に対して患者の救済、原因の解明などの対策を要望するようになりました。この要望に応えて、国は1971年度からスモンの入院患者に対して月額1万円を治療研究費の中から支出しました。研究体制として、国は原因解明のための研究班を組織し、調査研究の成果として、スモンは整腸剤として使用されていた成分「キノホルム」が原因であることが判明しました。1970年にキノホルムの発売が停止されて以降、新規患者は発生していません。

　このスモンに対する取り組みは、スモン以外の難病も含めた難病対策を推進しました。

　1972年 (昭和47年) には、「難病対策要綱」が策定され、行政対象とする難病の定義を「原因不明、治療方法未確立であり、かつ、後遺症を残すおそれが少なくない疾病」「経過が慢性にわたり、単に経済的な問題のみならず介護等に著しく人手を要するために家族の負担が重く、また精神的にも負担の大きい疾病」としていました。

　1972年当時の難病対策の柱は、①調査研究の推進、②医療施設等の整備、③医療費の自己負担の解消とされていました。その後、③は「医療費の自己負担の軽減」とし、④地域保健医療の推進 (平成6年に「地域における保健医療福祉の充実・連携」に変更)、⑤QOLの向上を目指した福祉施策の推進が加えられ、5本柱によって各種事業が運営・推進されてきました。

　「③医療費の自己負担の軽減」では、難病に関する治療研究を推進するために、難病のうち診断基準が一応確立し、かつ難治度、重症度が高く患者数が比較的少ないため、公費負担の方法をとらないと原因の究明、治療方法の開発等に困難をきたすおそれのある疾患を「特定疾患」として、医療費の自己負担の軽減を図る特定疾患治療研究事業が実施されてきました。医療費助成の対象疾患は、「難病対策要綱」が示された平成47年時点では、ベーチェット病、重症筋無力症、全身性エリテマトーデス、スモンの4疾患からはじまり、その後、次第に対象疾患が拡大され、平成21年には56疾患が対象となりました。小児の難病については、昭和49年より「小児慢性特定疾患治療研究事業」が実施されてきましたが、平成17年より児童福祉法を根拠法とした法律に基づく安定的な制度として実施されていました。

第 8 章　わが国の難病対策

1989 年（平成元年）に、旧厚生省通知「難病患者地域保健医療推進事業の実施について」
が発出され保健所を中心とした難病対策が位置付けられました。1997 年（平成 9 年）には、
「④地域における保健医療福祉の充実・連携」の事業として、「難病特別対策推進事業」が発
出され平成 10 年度より実施されてきました。同年（平成 10 年）には、「在宅人工呼吸器
使用特定疾患患者訪問看護治療研究事業」が実施されました。

「⑤ QOL の向上を目指した福祉施策の推進」における「難病患者等居宅生活支援事業」は、
1997 年（平成 9 年）より開始され、患者の QOL 向上のために療養生活支援を目的として
実施されてきました。一方で、平成 2013 年 4 月に「障害者の日常生活及び社会生活を総
合的に支援するための法律（障害者総合支援法）」が施行され、障害者の定義に難病等が加
えられたことによって、重複すると考えられた難病対策「難病患者等居宅生活支援事業」の
サービスは、障害者総合支援法の障害福祉サービスに移行されることになりました。

以上のように、わが国の難病対策は約 40 年の歴史と実績が蓄積されてきました。

2）難病法の概要（医療費助成制度含む）

昭和 47 年に「難病対策要綱」が策定されて以降、日本の難病対策は推進されてきました。
約 40 年を経て、平成 26 年 5 月に「難病の患者に対する医療等に関する法律（以下、難病
法とする）」が成立し、これまで法律に基づかない予算事業として実施されてきた難病対策
は法的根拠をもった制度として位置づけられました。

難病法の目的は、「難病の患者に対する良質かつ適切な医療の確保及び難病の患者の療養
生活の質の維持向上を図り、もって国民保健の向上を図ること」です。

難病法の成立によって、医療費助成については国と都道府県が半分ずつ負担することが明
記されました。さらに、国が難病の発症の機構・診断や治療方法に関する調査及び研究を推
進し、療養生活環境整備事業による保健医療サービス・福祉サービスなどを安定的に提供す
るしくみが示されました。

(1) 難病・指定難病の定義

難病法による「難病」の定義は、以下の通りです。

**発病の機構が明らかでなく、かつ、治療方法が確立していない希少な疾病であって、そ
の疾病にかかることにより長期にわたり療養を必要とすることとなるもの**

「難病」のうち医療費助成（特定医療費の支給）の対象となる病気を「指定難病」とい
います。「指定難病」とは、難病のうち「患者数がわが国において一定の人数に達しない
こと」「客観的な診断基準（またはそれに準ずるもの）が確立していること」という条件
に含まれる病気です。

(2) 難病の診療体制（診断・治療）

難病は、希少な病気であり、専門医や専門医療機関も限られています。体の不調や変化
を感じてから「診断」が確定するまでに時間がかかったり、専門医療機関がみつかっても

71

遠方で通院治療が難しいなどといった診療体制（診断・治療）の課題がありました。

難病法では、都道府県知事が「難病指定医」「協力難病指定医」を指定します。そして、指定難病の医療費助成の申請をはじめて行う際に必要な書類である「診断書（臨床個人調査票）」は、難病指定医が作成しなければなりません。また、診断後の治療や認定申請の「更新」に必要な診断書の作成については、難病指定医のほか「協力難病指定医」も行うことができます。すなわち、最初の診断と治療方針の決定は難病指定医による正確な診断と適切な治療が確保され、その後の通院や治療は協力難病指定医にかかって継続的な医療が受けられるようなしくみが整えられました。

また、難病の診療体制を構築するために、都道府県は難病医療拠点病院等を指定し、難病研究班や関連学会が連携する難病医療支援ネットワークの形成がすすめられます。

難病の診断・治療が受けられる医療機関及び指定医に関する情報が、円滑かつ確実に患者に提供され、適切な時期に医療につながり、治療が継続的に受けられることが重要です。

(3) 医療費の助成（特定医療費の支給）

難病法の制定により「指定難病」の認定を受けた者は、諸手続きを経て医療費の助成（特定医療費の支給）を受けることができます。その要件は前述の通り、1）患者数が本邦において一定の人数に達しないこと、2）客観的な診断基準（またはそれに準ずるもの）が確立していることとされました。平成27年7月時点の指定難病は306疾病であり、疾病ごとに認定基準として「重症度分類」が定められています。医療費の助成が受けられる者は、指定難病の診断を受けるだけでなく、重症度分類で一定の程度以上の状態である者に限られることになります。

医療費助成の申請の流れを、**図8-1**に示します。医療費の助成を受ける際は、まず難病指定医による診断を受けて診断書（臨床個人調査票）を作成してもらい、必要書類を添えて都道府県の窓口に提出します。都道府県は、医療費助成が必要であると認める場合に支給認定し、患者に「医療受給者証」を交付します。「医療受給者証」の交付を受けた患者は、医療費総額の2割に相当する額と負担上限月額のいずれか低い額を医療機関に支払って、これを超える額は特定医療費として都道府県から助成されます（**表8-1**）。

図8-1 難病医療費助成制度の申請の流れ

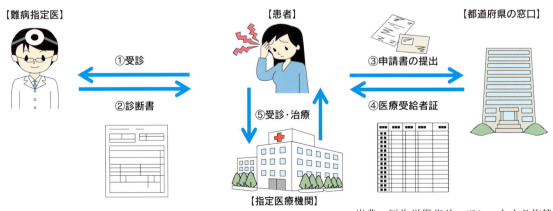

出典　厚生労働省リーフレットより抜粋

表 8-1　医療費助成における自己負担上限額

階層区分	区分の基準（市町村民税）	自己負担上限額（月額）		
		一般	高額難病治療継続者[1]	人工呼吸器等装着者[2]
生活保護世帯	―	0 円	0 円	0 円
低所得Ⅰ	非課税（世帯）本人収入：～80 万円	2,500 円	2,500 円	1,000 円
低所得Ⅱ	非課税（世帯）本人収入：80 万円超	5,000 円	5,000 円	
一般所得Ⅰ	課税以上 7.1 万円未満	10,000 円	5,000 円	
一般所得Ⅱ	7.1 万円～25.1 万円未満	20,000 円	10,000 円	
上位所得	25.1 万円以上	30,000 円	20,000 円	

※1 月ごとの指定難病の医療費総額が5万円を超える月が年間6回以上ある場合です。
※2 人工呼吸器などを装着している方の場合は、所得に関係なく一律 1,000 円となります。

出典　厚生労働省リーフレットより

　一か月の自己負担額は、症状や所得によって異なります。医療費の自己負担割合は従来の３割から２割に引き下げられます。難病法では軽症者は指定難病の範囲から外れ、旧事業では自己負担が生じなかった重症患者にも一定の自己負担額が生じ、人工呼吸器等装着者の負担上限額は、所得区分に関わらず月額千円となります。自己負担上限額は、受診した複数の医療機関など（外来と入院の区別はなし）の自己負担をすべて合算した上で適用され、旧事業で自己負担が生じなかった薬局での保険調剤や訪問看護ステーションが行う訪問看護もこれに含まれることになります。

　申請および医療費助成を受けるための手続きや相談は、すでに症状のある患者にとって困難な場合もあります。また、医療費助成の対象は重症度分類による一定の症状を有する者に限られますが、症状の進行や変動が的確に見極められて、適切なときに適切な支援が必要です。

⑷　調査・研究

　国は、難病の患者に対する良質かつ適切な医療の確保を図るための基盤となる難病の発病の機構、診断および治療方法に関する調査や研究を推進しています。調査研究の事業として、「難治性疾患政策研究事業」と「難治性疾患実用化研究事業」があり、お互いに連携しながら研究が取り組まれます。難治性疾患政策研究事業では、診断基準の作成、診療ガイドラインの作成・改訂・普及、疫学研究、難病患者の QOL 調査などが行われます。難治性疾患実用化研究事業では、病態解明、遺伝子解析や新規治療薬・医療機器等の開発につなげる研究などが行われます。このような調査・研究の成果は、難病情報センター等を通して、国民に広く提供されます。

⑸　療養生活環境整備事業

　難病の患者や家族等に対する相談支援や、難病の患者に対する医療等に係る人材育成、

在宅療養患者に対する訪問看護を行うことにより、難病の患者の療養生活の質の維持向上を図ることを目的として、療養生活環境整備事業が行われます。療養生活環境整備事業では、「難病・相談支援センター事業」「難病患者等ホームヘルパー養成研修事業」「在宅人工呼吸器使用患者支援事業」があります。(**表8-2**)

「難病相談・支援センター事業」では、都道府県が実施主体となり地域で生活する難病の患者等の相談・支援、地域交流活動の促進や就労支援などを行う施設が設置されます。

療養生活、日常生活上での悩みや不安等に対して、必要な情報の提供や助言など相談や支援が行われます。難病患者は、体の不調や変化を感じてから「診断」が確定するまでに時間がかかったり、専門医療機関が近くにないなどの課題を抱えていることがあります。確定診断前や診断後の治療・療養生活に関する課題が生じたときに、適切なタイミングで相談できる場が求められています。

「難病患者等ホームヘルパー研修事業」では、難病の患者等の多様化するニーズに対応した適切なホームヘルプサービスの提供に必要な知識、技能を有するホームヘルパーの養成を図ることを目的として、人材の育成が行われています。

「在宅人工呼吸器使用患者支援事業」は、人工呼吸器を装着していることについて特別の配慮を必要とする難病の患者に対して、在宅において適切な医療の確保を図ることを目的としています。医療保険による訪問看護の利用において1日につき4回目以降の訪問看護を要する場合の費用が交付される(年間260回まで)制度です。

(6) 難病対策地域協議会

都道府県、保健所を設置する市などは、難病対策地域協議会を設置するよう努めなければなりません。協議会は、保健所を中心として、地域の医療・福祉・教育・雇用に関連する関係者や患者会などにより構成されます。協議会では、地域における難病の患者への支援体制に関する課題について情報が共有され、関係機関等が密に連携を図ります。そして、地域の状況に応じた体制の整備について協議が行われます。

(7) 難病対策における保健医療福祉に関連した事業について(難病特別対策推進事業)

難病患者は疾病や年齢によって、利用できる制度が多岐にわたって保健医療福祉サービスが異なります。難病患者は状態やニーズに応じて介護保険制度・医療保険制度・障害者総合支援法による各種サービスを組み合わせて利用することになります。

難病は症状が進行したり不安定になることもあり、長期にわたる療養生活を支援していく上で、前述の制度を超えた支援が必要になることがあります。**表8-2**に、相談支援や保健医療福祉に関連する事業のうち、従来の難病対策でも実施されてきた〈難病特別対策推進事業〉の事業を示します。

相談支援に関わる事業として、〈難病患者地域支援対策推進事業〉の一つに「医療相談事業」があります。この事業は、都道府県や保健所設置市が主体となって実施されます。難病の専門医・看護師・社会福祉士等による医療相談班が会場で相談に応じるものであり、セカンドオピニオンや療養生活上の助言、制度の説明を受けるなど、相談の場として活用

されています。さらに、医療相談事業に参加できない要支援難病患者や家族の日常生活上及び療養生活上の悩みに対する相談や在宅療養に必要な医学的指導を行うための事業として「訪問相談・指導（診療も含む）事業」があります。この事業では、専門の医師、主治医、保健師、看護師、理学療法士等が居宅を訪問して相談・指導をします。

保健所が中心となって関わる保健サービスの事業として「在宅療養支援計画策定・評価事業」があります。この事業は、必要に応じて保健師が地域の支援職種とともに在宅療養支援の計画を策定しながら個別支援に関わる重要な事業です。在宅療養生活が長期化した患者や介護状況に課題がある場合などは、「在宅難病患者一時入院事業」などを利用して、定期的なレスパイトや入院治療による身体的評価・リハビリテーションを受けながら在宅療養が安定して継続されるよう支援する事業があります。

このように、難病法および難病対策では既存の制度を超えた患者のニーズに応じて事業が実施されています。制度をまたがるサービスの利用については、行政の担当者や保健師と連携して支援体制を構築し、安全で安心な在宅療養生活を支えていくことが重要です。

また、難病患者は、症状の出現時期・診断後・症状の進行期など療養過程や社会生活状況に応じて様々な課題や悩みに直面することがあります。適切な時期に相談できる場があること、そして支援につながっていくことが重要です。

表8-2　難病法〈療養生活環境整備事業〉と〈難病特別対策推進事業〉

難病法【療養生活環境整備事業】	実施主体
■難病相談支援センター事業	都道府県（委託可）
■難病患者等ホームヘルパー養成研修事業	都道府県・指定都市（委託可）
■在宅人工呼吸器使用患者支援事業	都道府県
難病特別対策推進事業	**実施主体**
■難病医療提供体制整備事業	都道府県
■在宅難病患者一時入院事業	都道府県
■難病患者地域支援対策推進事業 ・在宅療養支援計画策定・評価事業　・訪問相談員育成事業 ・医療相談事業　　　　　　　　　　・訪問相談・指導事業	都道府県・保健所設置市 （保健所を中心として）
■神経難病患者在宅医療支援事業	都道府県、国立高度専門医療研究センター 国立大学法人、独立行政法人国立病院機構
■難病指定医等研修事業	都道府県（委託可）
■指定難病審査会事業	都道府県

※旧事業の【難病特別対策推進事業】の右記事業は、【難病法；療養生活環境整備事業】に移行。・難病相談・支援センター事業 ・難病患者等ホームヘルパー養成研修事業
※旧事業の【難病特別対策推進事業】の右記事業は、削除された。・難病患者認定適正化事業 ・難病患者を対象とする医療・介護従事者研修の支援事業

※厚生労働省通知「難病特別対策推進事業の実務上の取扱いについて（健疾発0330第2号）
　厚生労働省通知「療養生活環境整備事業の実務上の取扱いについて（健疾発0330第3号）
　平成27年3月30日を参考に作成。

2 指定難病について

難病法による「難病」の定義は、以下のとおりです。

発病の機構が明らかでなく、かつ、治療方法が確立していない希少な疾病であって、その疾病にかかることにより長期にわたり療養を必要とすることとなるもの

「難病」のうち医療費助成（特定医療費の支給）の対象となる病気を「指定難病」といいます。「指定難病」とは、難病のうち以下の条件に含まれる病気です。

●患者数が本邦において一定の人数に達しないこと

●客観的な診断基準（またはそれに準ずるもの）が確立していること

さらに、指定難病に含まれる病気であっても病気ごとの「重症度分類」という基準によって、医療費助成が受けられる状態が限られています。

難病法の成立以降（平成27年7月時点）、医療費助成の対象となる「指定難病」は、306疾病に拡大しました。指定難病には、これまでも医療費助成の対象であった病気に加えて、国が研究を推進していても医療費助成の対象にはなっていなかった病気や、小児期からの病気などが含まれています。

表8-3 指定難病一覧

番号	病　名	番号	病　名
1	球脊髄性筋萎縮症	19	ライソゾーム病
2	筋萎縮性側索硬化症	20	副腎白質ジストロフィー
3	脊髄性筋萎縮症	21	ミトコンドリア病
4	原発性側索硬化症	22	もやもや病
5	進行性核上性麻痺	23	プリオン病
6	パーキンソン病	24	亜急性硬化性全脳炎
7	大脳皮質基底核変性症	25	進行性多巣性白質脳症
8	ハンチントン病	26	HTLV-1 関連脊髄症
9	神経有棘赤血球症	27	特発性基底核石灰化症
10	シャルコー・マリー・トゥース病	28	全身性アミロイドーシス
11	重症筋無力症	29	ウルリッヒ病
12	先天性筋無力症候群	30	遠位型ミオパチー
13	多発性硬化症／視神経脊髄炎	31	ベスレムミオパチー
14	慢性炎症性脱髄性多発神経炎／多巣性運動ニューロパチー	32	自己貪食空胞性ミオパチー
15	封入体筋炎	33	シュワルツ・ヤンペル症候群
16	クロウ・深瀬症候群	34	神経線維腫症
17	多系統萎縮症	35	天疱瘡
18	脊髄小脳変性症（多系統萎縮症を除く）	36	表皮水疱症

第 8 章　わが国の難病対策

番号	病　名
37	膿疱性乾癬（汎発型）
38	スティーヴンス・ジョンソン症候群
39	中毒性表皮壊死症
40	高安動脈炎
41	巨細胞性動脈炎
42	結節性多発動脈炎
43	顕微鏡的多発血管炎
44	多発血管炎性肉芽腫症
45	好酸球性多発血管炎性肉芽腫症
46	悪性関節リウマチ
47	バージャー病
48	原発性抗リン脂質抗体症候群
49	全身性エリテマトーデス
50	皮膚筋炎／多発性筋炎
51	全身性強皮症
52	混合性結合組織病
53	シェーグレン症候群
54	成人スチル病
55	再発性多発軟骨炎
56	ベーチェット病
57	特発性拡張型心筋症
58	肥大型心筋症
59	拘束型心筋症
60	再生不良性貧血
61	自己免疫性溶血性貧血
62	発作性夜間ヘモグロビン尿症
63	特発性血小板減少性紫斑病
64	血栓性血小板減少性紫斑病
65	原発性免疫不全症候群
66	IgA 腎症
67	多発性囊胞腎
68	黄色靱帯骨化症
69	後縦靱帯骨化症
70	広範脊柱管狭窄症
71	特発性大腿骨頭壊死症
72	下垂体性 ADH 分泌異常症
73	下垂体性 TSH 分泌亢進症
74	下垂体性 PRL 分泌亢進症
75	クッシング病
76	下垂体性ゴナドトロピン分泌亢進症
77	下垂体性成長ホルモン分泌亢進症
78	下垂体前葉機能低下症
79	家族性高コレステロール血症（ホモ接合体）
80	甲状腺ホルモン不応症
81	先天性副腎皮質酵素欠損症

番号	病　名
82	先天性副腎低形成症
83	アジソン病
84	サルコイドーシス
85	特発性間質性肺炎
86	肺動脈性肺高血圧症
87	肺静脈閉塞症／肺毛細血管腫症
88	慢性血栓塞栓性肺高血圧症
89	リンパ脈管筋腫症
90	網膜色素変性症
91	バッド・キアリ症候群
92	特発性門脈圧亢進症
93	原発性胆汁性肝硬変
94	原発性硬化性胆管炎
95	自己免疫性肝炎
96	クローン病
97	潰瘍性大腸炎
98	好酸球性消化管疾患
99	慢性特発性偽性腸閉塞症
100	巨大膀胱短小結腸腸管蠕動不全症
101	腸管神経節細胞僅少症
102	ルビンシュタイン・テイビ症候群
103	CFC 症候群
104	コステロ症候群
105	チャージ症候群
106	クリオピリン関連周期熱症候群
107	全身型若年性特発性関節炎
108	TNF 受容体関連周期性症候群
109	非典型溶血性尿毒症症候群
110	ブラウ症候群
111	先天性ミオパチー
112	マリネスコ・シェーグレン症候群
113	筋ジストロフィー
114	非ジストロフィー性ミオトニー症候群
115	遺伝性周期性四肢麻痺
116	アトピー性脊髄炎
117	脊髄空洞症
118	脊髄髄膜瘤
119	アイザックス症候群
120	遺伝性ジストニア
121	神経フェリチン症
122	脳表ヘモジデリン沈着症
123	禿頭と変形性脊椎症を伴う常染色体劣性白質脳症
124	皮質下梗塞と白質脳症を伴う常染色体優性脳動脈症
125	神経軸索スフェロイド形成を伴う遺伝性びまん性白質脳症
126	ペリー症候群

番号	病　名
127	前頭側頭葉変性症
128	ビッカースタッフ脳幹脳炎
129	痙攣重積型（二相性）急性脳症
130	先天性無痛無汗症
131	アレキサンダー病
132	先天性核上性球麻痺
133	メビウス症候群
134	中隔視神経形成異常症 / ドモルシア症候群
135	アイカルディ症候群
136	片側巨脳症
137	限局性皮質異形成
138	神経細胞移動異常症
139	先天性大脳白質形成不全症
140	ドラベ症候群
141	海馬硬化を伴う内側側頭葉てんかん
142	ミオクロニー欠神てんかん
143	ミオクロニー脱力発作を伴うてんかん
144	レノックス・ガストー症候群
145	ウエスト症候群
146	大田原症候群
147	早期ミオクロニー脳症
148	遊走性焦点発作を伴う乳児てんかん
149	片側痙攣・片麻痺・てんかん症候群
150	環状 20 番染色体症候群
151	ラスムッセン脳炎
152	PCDH19 関連症候群
153	難治頻回部分発作重積型急性脳炎
154	徐波睡眠期持続性棘徐波を示すてんかん性脳症
155	ランドウ・クレフナー症候群
156	レット症候群
157	スタージ・ウェーバー症候群
158	結節性硬化症
159	色素性乾皮症
160	先天性魚鱗癬
161	家族性良性慢性天疱瘡
162	類天疱瘡（後天性表皮水疱症を含む。）
163	特発性後天性全身性無汗症
164	眼皮膚白皮症
165	肥厚性皮膚骨膜症
166	弾性線維性仮性黄色腫
167	マルファン症候群
168	エーラス・ダンロス症候群
169	メンケス病
170	オクシピタル・ホーン症候群
171	ウィルソン病

番号	病　名
172	低ホスファターゼ症
173	VATER 症候群
174	那須・ハコラ病
175	ウィーバー症候群
176	コフィン・ローリー 症候群
177	有馬症候群
178	モワット・ウィルソン症候群
179	ウィリアムズ症候群
180	ATR － X 症候群
181	クルーゾン症候群
182	アペール症候群
183	ファイファー症候群
184	アントレー・ビクスラー症候群
185	コフィン・シリス症候群
186	ロスムンド・トムソン症候群
187	歌舞伎症候群
188	多脾症候群
189	無脾症候群
190	鰓耳腎症候群
191	ウェルナー症候群
192	コケイン症候群
193	プラダー・ウィリ症候群
194	ソトス症候群
195	ヌーナン症候群
196	ヤング・シンプソン症候群
197	1p36 欠失症候群
198	4p 欠失症候群
199	5p 欠失症候群
200	第 14 番染色体父親性ダイソミー症候群
201	アンジェルマン症候群
202	スミス・マギニス症候群
203	22q11.2 欠失症候群
204	エマヌエル症候群
205	脆弱 X 症候群関連疾患
206	脆弱 X 症候群
207	総動脈幹遺残症
208	修正大血管転位症
209	完全大血管転位症
210	単心室症
211	左心低形成症候群
212	三尖弁閉鎖症
213	心室中隔欠損を伴わない肺動脈閉鎖症
214	心室中隔欠損を伴う肺動脈閉鎖症
215	ファロー四徴症
216	両大血管右室起始症

第 8 章　わが国の難病対策

番号	病　名
217	エプスタイン病
218	アルポート症候群
219	ギャロウェイ・モワト症候群
220	急速進行性糸球体腎炎
221	抗糸球体基底膜腎炎
222	一次性ネフローゼ症候群
223	一次性膜性増殖性糸球体腎炎
224	紫斑病性腎炎
225	先天性腎性尿崩症
226	間質性膀胱炎（ハンナ型）
227	オスラー病
228	閉塞性細気管支炎
229	肺胞蛋白症（自己免疫性又は先天性）
230	肺胞低換気症候群
231	α1－アンチトリプシン欠乏症
232	カーニー複合
233	ウォルフラム症候群
234	ペルオキシソーム病（副腎白質ジストロフィーを除く）
235	副甲状腺機能低下症
236	偽性副甲状腺機能低下症
237	副腎皮質刺激ホルモン不応症
238	ビタミン D 抵抗性くる病 / 骨軟化症
239	ビタミン D 依存性くる病 / 骨軟化症
240	フェニルケトン尿症
241	高チロシン血症 1 型
242	高チロシン血症 2 型
243	高チロシン血症 3 型
244	メープルシロップ尿症
245	プロピオン酸血症
246	メチルマロン酸血症
247	イソ吉草酸血症
248	グルコーストランスポーター 1 欠損症
249	グルタル酸血症 1 型
250	グルタル酸血症 2 型
251	尿素サイクル異常症
252	リジン尿性蛋白不耐症
253	先天性葉酸吸収不全
254	ポルフィリン症
255	複合カルボキシラーゼ欠損症
256	筋型糖原病
257	肝型糖原病
258	ガラクトース -1- リン酸ウリジルトランスフェラーゼ欠損症
259	レシチンコレステロールアシルトランスフェラーゼ欠損症
260	シトステロール血症
261	タンジール病

番号	病　名
262	原発性高カイロミクロン血症
263	脳腱黄色腫症
264	無βリポタンパク血症
265	脂肪萎縮症
266	家族性地中海熱
267	高 IgD 症候群
268	中條・西村症候群
269	化膿性無菌性関節炎・壊疽性膿皮症・アクネ症候群
270	慢性再発性多発性骨髄炎
271	強直性脊椎炎
272	進行性骨化性線維異形成症
273	肋骨異常を伴う先天性側弯症
274	骨形成不全症
275	タナトフォリック骨異形成症
276	軟骨無形成症
277	リンパ管腫症 / ゴーハム病
278	巨大リンパ管奇形（頚部顔面病変）
279	巨大静脈奇形（頚部口腔咽頭びまん性病変）
280	巨大動静脈奇形（頚部顔面又は四肢病変）
281	クリッペル・トレノネー・ウェーバー症候群
282	先天性赤血球形成異常性貧血
283	後天性赤芽球癆
284	ダイアモンド・ブラックファン貧血
285	ファンコニ貧血
286	遺伝性鉄芽球性貧血
287	エプスタイン症候群
288	自己免疫性出血病 XIII
289	クロンカイト・カナダ症候群
290	非特異性多発性小腸潰瘍症
291	ヒルシュスプルング病（全結腸型又は小腸型）
292	総排泄腔外反症
293	総排泄腔遺残
294	先天性横隔膜ヘルニア
295	乳幼児肝巨大血管腫
296	胆道閉鎖症
297	アラジール症候群
298	遺伝性膵炎
299	嚢胞性線維症
300	IgG4 関連疾患
301	黄斑ジストロフィー
302	レーベル遺伝性視神経症
303	アッシャー症候群
304	若年発症型両側性感音難聴
305	遅発性内リンパ水腫
306	好酸球性副鼻腔炎

79

難病はそれぞれの病気による症状や個々の療養経過によって、必要とする支援の種類も異なります。**表 8-4** に、疾病群別の病気の特徴を示します。

表 8-4　難病の疾病群別の病気の特徴

疾病群	疾病の特徴
血液系疾病	○貧血による運動機能の低下、止血機能を持つ血小板の減少による出血傾向などが見られる。血小数によって日常生活の中で活動度を考える必要がある。 ○特に、原発性免疫不全症候群では、感染の予防と早期治療が必要。常に、皮膚、口腔内等を清潔に保ち、発熱、咳、鼻汁など一見かぜ症状でも診察を受ける必要がある。
免疫系疾病	○皮膚粘膜症状、腎炎、神経障害などに加え、腸、眼、脳など多臓器が侵される。日和見感染症といって通常はあまり起きない感染が原因で死亡することがある。 ○全身の血管に炎症が起きる疾病ではいろいろな臓器に虚血症状を起こし、脳、心、腎などの重要な臓器の血流が不全になる。加えて、眼にも症状が出るものもあり、視覚障害にも配慮が必要。
内分泌系疾病	○ホルモンが不足する疾病と、ホルモンが過剰となる疾病がある。ホルモンの機能により症状は様々で、変動が大きいものがあることが特徴。 ○ホルモンが不足している場合は補充を行い、過剰な場合は働きを抑えることが必要。
代謝系疾病	○多くは乳児期、幼児期に発症するが、成人になってから発症するものもまれではない。全身の細胞に代謝産物が蓄積することで、四肢の痛み、血管腫、腎不全、心症状も出現する。
神経・筋疾病	○手足の運動が障害され、労働に必要な動作や日常生活上の動作である歩行、食事、排泄、整容などが十分にできなくなる。 ○一般に治療効果が上がらず、時とともに臥床を余儀なくされ介護負担が増す。 ○考えたり感じたりする能力は低下しないことがほとんどであり、患者自身の葛藤や介護が十分でないことでの不満が起きるが、適切な介助や援助によって QOL が向上できる。
視覚系疾病	○視野が狭くなったり夜間や暗い部屋での視力が極端に低下することがあり、失明に至る場合もある。視覚障害者としての介護が必要。
聴覚・平衡機能系疾病	○めまいを引き起こす疾病では、強い発作が起きれば入院が必要となることもある。頭や体の向きを急に変えないなどの注意も必要。
循環器系疾病	○動悸、易疲労感、浮腫、息切れなどの心不全症状がみられる。心不全症状や不整脈などの症状を変化させるような運動負荷を避けるため、家事の代行などが必要。
呼吸器系疾病	○呼吸機能の低下により、運動機能が低下し階段昇降や肉体労働ができなくなる。風邪をこじらせ肺炎などを合併すると一気に重篤な状態になるほか、喫煙などの室内外の空気の汚れにより症状は増悪する。
消化器系疾病	○腸疾病では粘血便、下痢、腹痛が慢性的に再発したり治療により改善したりし、緊急手術が必要な場合もある。難治例や再発を繰り返して入退院を繰り返す例では、同世代の男女と比べ著しい QOL の低下があるといえる。 ○肝・胆・膵疾病では、門脈圧亢進による食道静脈瘤、腹水、脾機能亢進などの肝不全症状や、皮膚のかゆみ、黄疸などが見られる。
皮膚・結合組織疾病	○外見の変化や合併症のため日常生活が極度に制限されるので十分な介護が必要になる。皮膚症状に加え眼、難聴、小脳失調症などの歩行障害を合併するものもある。
骨・関節系疾病	○神経・筋疾病と同様の症状が起きる。脊髄及び神経根の圧迫障害をきたした場合は、手術療法に限界もあり、対麻痺や四肢麻痺を起こす場合もある。
腎・泌尿器系疾病	○血尿や、尿が出なかったり少なかったりすることがある。腎機能に応じて、食塩や蛋白質、水分などの制限が必要になる。 ○特に多発性嚢胞腎では嚢胞が尿路を圧迫することで、感染症を引き起こすことがある。嚢胞が大きくなると、打撲などで腎臓が破裂する場合がある。
スモン	○中枢神経と末梢神経を侵し、びりびり感などの異常感覚が特徴で、多様な合併症が出現する。
染色体または 遺伝子に変化を伴う 症候群	○染色体や遺伝子の変化によって、代謝の異常や、臓器の形状や機能に異常をきたす。 ○胎児期や子供の時に発症することがほとんどであるが、大人になって症状が出ることもある。早期から診断をして、できるだけ早く適切な対応をとることが必要。

出典）厚生労働省社会・援護局障害保健福祉部「障害者総合支援法における障害支援区分
　　　難病患者等に対する認定マニュアル、p15-17、平成 27 年（2015 年）3 月

第 8 章　わが国の難病対策

合併症として新たな症状が出てくる可能性のある病気や、抵抗力が下がって日常生活で注意が必要な病気。そのような症状をもちながら「生活する人」を支援することは、単に「できないことを手伝う・補う」という支援ではありません。難病といっても、さまざまな症状や生活面での支障があり、目に見えにくいものや変化することがあることを念頭において、病気の進行や症状の変動を見据え、適切な時期に療養者・家族のニーズに応じた支援が受けられるようにマネジメントをしていくことが重要です。

3 難病患者に関連する制度

　難病患者が利用する制度は、難病法、医療保険制度（健康保険法）、介護保険法、障害者総合支援法と多岐にわたっています。

　医療費の助成や難病に特化した相談窓口などは、難病法による事業を利用することになりますが、療養生活上の各種支援サービスなどは対象者に該当する場合は組み合わせて利用することもあります。

1）介護保険法の特定疾病

　介護保険法による介護保険サービスは、65歳以上の場合は、要支援・要介護の状態と認定されれば疾病にかかわらずサービスの対象となります。また、40歳以上65歳未満の者については、「介護保険法で定める特定疾病（**表8-5**）」に該当する場合には、心身の病的加齢現象との医学的関係があると考えられ、介護保険サービスを受けることができます。この特定疾病には、一部の指定難病も含まれています。

表8-5　介護保険法で定める特定疾病（16疾病）

介護保険法で定める特定疾病	指定難病
1. がん【がん末期】	
2. 関節リウマチ	悪性関節リウマチ
3. 筋萎縮性側索硬化症	筋萎縮性側索硬化症
4. 後縦靱帯骨化症	後縦靱帯骨化症
5. 骨折を伴う骨粗鬆症	
6. 初老期における認知症	プリオン病
7. 進行性核上性麻痺、大脳皮質基底核変性症及びパーキンソン病	進行性核上性麻痺、大脳皮質基底核変性症、パーキンソン病
8. 脊髄小脳変性症	脊髄小脳変性症
9. 脊柱管狭窄症	広範脊柱管狭窄症
10. 早老症	ウェルナー症候群
11. 多系統萎縮症	多系統萎縮症

81

介護保険法で定める特定疾病	指定難病
12. 糖尿病性神経障害、糖尿病性腎症及び糖尿病性網膜症	
13. 脳血管疾患	
14. 閉塞性動脈硬化症	
15. 慢性閉塞性肺疾患	
16. 両側の膝関節又は股関節に著しい変形を伴う変形性関節症	

2) 医療保険制度の「厚生労働大臣が定める疾病等」

　一部の難病や状態については、医療保険制度（健康保険法）において「厚生労働大臣が定める疾病等（**表 8-6**)」に定められています。

表 8-6　医療保険制度における厚生労働大臣が定める疾病等

1 末期の悪性腫瘍　　　　　2 多発性硬化症　　　　　3 重症筋無力症

4 スモン　　　　　5 筋萎縮性側索硬化症　　　　　6 脊髄小脳変性症

7 ハンチントン病　　　　　8 進行性筋ジストロフィー症

9 パーキンソン病関連疾患

　(a) 進行性核上性麻痺

　(b) 大脳皮質基底核変性症

　(c) パーキンソン病

　　　（ホーエン・ヤールの重症度分類 III 度以上かつ生活機能障害度が II 度または III 度）

10 多系統萎縮症

　(a) 線条体黒質変性症

　(b) オリーブ橋小脳萎縮症

　(c) シャイ・ドレーガー症候群

11 プリオン病　　　　　12 亜急性硬化性全脳炎　　　　　13 ライソゾーム病

14 副腎白質ジストロフィー　　　15 脊髄性筋萎縮症　　　　　16 球脊髄性筋萎縮症

17 慢性炎症性脱髄性多発神経炎　　18 後天性免疫不全症候群　　19 頸髄損傷

20 人工呼吸器を使用している状態

　通常、介護保険対象者は介護保険サービスの利用が優先されます。しかし、「厚生労働大臣が定める疾病等」の場合には、訪問看護サービスは医療保険が適用されます（**図 8-2**)。

　また、この疾病等に該当する場合は、健康管理や療養生活支援を行う訪問看護の利用について、週 4 回以上（通常週 3 回まで）の利用が可能となります。さらに、週 7 回の訪問看護が計画されている場合は 3 か所の訪問看護の利用が可能となります。1 日に複数回訪問する場合の加算制度の適用にもなります。在宅で一定の医療処置管理を要する患者の場合には特別管理加算の対象となり、長時間の訪問看護に加算が算定できるなど、制度上でサービス利用の幅が増えることになります。

図 8-2　訪問看護の利用における医療保険・介護保険の関係

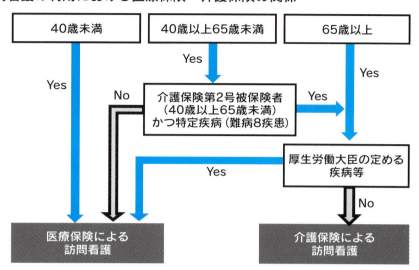

3）障害者総合支援法の対象

　また、難病は平成25年4月より、「障害者総合支援法」の対象となり、これまで難病患者が障害福祉サービスを利用するためには、身体障害者手帳などを取得しなければならなかったのですが、取得の有無に関わらずサービスを利用できることとなりました。平成27年7月時点では指定難病は306疾病となっていますが、障害者総合支援法の対象となる難病等は指定難病を含む332疾病（平成27年7月時点）となっています。

4）ニーズに応じたサービスの利用

　前述の通り、難病といっても年齢や病気によっては、制度をまたがって複数の制度を利用できることになりますが、その一方で、制度によって申請窓口やサービス提供機関、さらに調整担当者が異なるなど多様になり整理することが必要になります。

　表8-7に、難病患者に関連する制度の例として、介護保険の特定疾病かつ医療保険制度における「厚生労働大臣が定める疾病」に該当し、更に在宅人工呼吸器を装着する状態にある人（医療保険における特別管理加算の対象となる人）を例として、利用できるサービスの一部を示しました。

○現疾患や長期療養にともなう身体機能や言語機能の低下予防や軽減のために行われる訪問リハビリテーションは、病院や診療所及び訪問看護事業所から利用することができ、介護保険および医療保険の適用となります。
○介護サービスは、介護保険による訪問介護や訪問入浴介護等を利用できます。在宅での人工呼吸管理によって常時介護を必要とする場合には、障害福祉サービスである重度訪問介護や重度障害者等包括支援によって長時間の介護サービスを利用することができます。
○家族介護者の負担軽減等のために、定期的な短期入所サービスを計画的に組み合わせて利用することによって、安定した療養生活が送れるよう体制を整備することが重要です。

表 8-7　難病患者（例：在宅で人工呼吸器を装着する人）に関連する制度（抜粋）

注）下表は、人工呼吸器を装着する療養者に関連するもののみを抜粋している。各制度の体系・詳細は成書を参照されたい。
注）自治体によって独自事業があるため、実施に際しては自治体担当窓口に確認をされたい。

訪問看護【医療保険】【難病法】

※「厚生労働大臣が定める疾病等」に指定されている者は、介護保険の対象者であっても医療保険による訪問看護が適用される。
※医療機関に入院中であり自宅へ外泊する場合でも、「厚生労働大臣が定める疾病等」「特別管理加算の対象者」である人工呼吸器装着者は、月に 2 回まで訪問看護を利用することができる。
※「厚生労働大臣が定める疾病等」「特別管理加算の対象者」として、2 ヶ所の訪問看護事業所を利用できる。更に、週 7 日の訪問看護が計画されている場合は、3 ヶ所の訪問看護事業所が利用できる。
※退院支援指導加算として退院当日の訪問に対する加算が算定可能

■在宅患者訪問看護・指導料 【医療保険】
※通常の訪問看護回数は週 3 回までと規定されているが、「厚生労働大臣が定める疾病」「特別管理加算の対象者」として、週 4 回以上の訪問看護が可能である。

■訪問看護の加算【医療保険】

◇緊急時訪問看護加算

◇長時間訪問看護加算（医療機関；長時間訪問看護・指導加算）
※「特別管理加算の対象者」として 1 回の訪問看護時間が 90 分を超えた場合に週 1 回に限り加算が算定できる

◇難病等複数回訪問看護加算
※「厚生労働大臣が定める疾病」「特別管理加算の対象者」「特別訪問看護指示書交付された場合」は、一日に 2 または 3 回以上の訪問に対する加算がある。

◇特別管理加算
◇在宅移行管理加算

■在宅人工呼吸器使用患者支援事業【難病法】
※国が指定する人工呼吸器使用患者の訪問看護について、診療報酬を超える回数（1 日につき 4 回目以降の訪問看護）を患者一人当たりにつき年間 260 回を限度としてを行う（実施主体は都道府県；自己負担なし）

訪問によるリハビリテーション【医療保険】【介護保険】

※リハビリテーションは、医療保険および介護保険によるサービスがある
※訪問看護事業所から訪問してリハビリテーションを行うことは、「訪問看護（厚生労働省が定める疾病等の場合：医療保険）」となる

■医療保険によるリハビリテーション
○在宅訪問リハビリテーション指導管理→病院・診療所からの訪問によるリハビリテーション
○訪問看護事業所から「訪問看護」としてのリハビリテーション

■介護保険によるリハビリテーション
○訪問リハビリテーション（居宅サービス）

訪問による介護サービス【介護保険】【障害福祉】

■介護保険によるサービス（例）
○訪問介護：ホームヘルパーや介護福祉士等が、要介護者等の自宅を訪問して、入浴・排せつ・食事等の介護、調理・洗濯・掃除等の家事、生活等に関する相談・助言等の必要な日常生活の世話を行う。
○訪問入浴介護：要介護者等の自宅を入浴車で訪問し、浴槽を家庭に持ち込んで、入浴の介護を行い、利用者の身体の清潔保持と心身機能の維持等を図る。

第 8 章　わが国の難病対策

■障害者総合福祉法によるサービス（例）
　○居宅介護：居宅において、入浴、排せつ及び食事等の介護、調理、洗濯及び掃除等の家事並びに生活等に関する相談及び 助言、その他の生活全般にわたる援助を行う。
　○重度訪問介護：重度の肢体不自由者（障害支援区分 4 以上、2 肢以上の麻痺）で、常に介護を必要とする方に、入浴・排泄・食事の介護、家事援助・コミュニケーション支援、外出時の移動介助を行うもの。（人工呼吸器による呼吸管理 :15% 加算）
　○重度障害者等包括支援：重度の障害者等（障害支援区分 6）に対し、各種支援を包括的に提供するもの。対象は、人工呼吸器による呼吸管理を行っている身体障害者（状態像 :ALS・筋ジストロフィー・脊椎損傷・遷延性意識障害等）、最重度知的障害者（重症心身障害者等）等である。

通所によるサービス【介護保険】【障害福祉】

■介護保険によるサービス
　○通所介護（療養通所介護）:通所介護のうち「療養通所介護」は、難病等を有する重度要介護者又はがん末期の者であって、サービス提供に当たり常時看護師による観察を必要とする者を対象としている。療養通所介護計画に基づき入浴、排泄、食事等の介護その他の日常生活上の世話及び機能訓練を行う。利用時間は、3 時間〜8 時間である。

■障害者総合福祉法によるサービス
　○生活介護：入浴、排せつ及び食事等の介護、創作的活動又は生産活動の機会の提供その他必要な援助を要する障害者であって、常時介護を要するものにつき、主として昼間において、日常生活上の支援や身体機能又は生活能力の向上のために必要な援助等を行う。対象者は、障害支援区分 3 以上、50 歳以上の場合障害支援区分 2 以上の者など。

短期入所・入院やレスパイト【介護保険】【障害福祉】【難病事業】

■介護保険によるサービス（介護保険適用者は、介護保険サービスが優先）
　○短期入所療養介護：介護老人保健施設、病院等の施設に短期入所し、看護・医学的管理の下における介護・機能訓練等の医療や日常生活の世話を受ける（連続 30 日まで算定可能）
　　※厚生労働大臣の定める状態（この状態の一つに人工呼吸器を使用している者が含まれる）に対して医学的管理のもと短期入所療養介護を行った場合⇒重度療養管理加算 ;120 単位 / 日

■障害者総合支援法によるサービス
　○短期入所：障害者支援施設、児童福祉施設その他の以下に掲げる便宜を適切に行うことができる施設等への短期間の入所を必要とする障害者等につき、当該施設に短期間入所させ、入浴・排泄及び食事その他の必要な保護を行う。
　　※[医療型] として、病院、診療所、介護老人保健施設において、遷延性意識障害児・者、ALS 等の運動ニューロン疾患を有する者、重症心身障害児等を対象としたサービスが設定されている。
　○療養介護（療養介護医療）:病院において機能訓練、療養上の管理、看護、医学的管理の下における介護、日常生活上の世話その他必要な医療を要する障害者であって常時介護を要するものにつき、主として昼間において、病院等において行われる。療養介護のうち医療に係るものは療養介護医療として提供される。
　　※対象者は、ALS 患者等気管切開を伴う人工呼吸器による呼吸管理を行っている者（障害支援区分 6）、筋ジストロフィー患者又は重症心身障害者（障害支援区分 5 以上）

■難病事業によるサービス
　○在宅難病患者一時入院事業：在宅療養中の難病患者で、介護者の事情等により在宅で介護を受けることが困難になった場合に、一時的に都道府県が指定する医療機関に入院することができる。

住宅改修・福祉用具・日常生活用具等【介護保険】【障害福祉】

■介護保険によるサービス
　○福祉用具貸与：心身機能が低下した要介護者等の自宅などで日常生活を補助するために、車椅子、特殊寝台、じょく瘡予防用具、体位変換器、歩行器など福祉用具を貸し出す。
　○特定福祉用具販売：福祉用具のうち、入浴や排せつのための福祉用具、その他の厚生労働大臣が定める福祉用具の販売を行う
　○住宅改修費の支給：在宅の要介護者が以下の住宅改修等を行ったときは、居宅介護住宅改修費が支給される。
　　対象となる住宅改修は、手すりの取り付け、床段差の解消、すべり防止、移動の円滑化のための床材の変更、引き戸等への扉の取り替え、洋式便器等への便器の取り替え等である。（支給限度額 20 万円自己負担 1 割）

85

■障害者総合支援法によるサービス

※平成25年4月より、難病対策事業における「難病患者等日常生活用具給付等事業」は障害者総合支援法に基づく日常生活用具給付等事業と補装具費の支給」に移行した。

○日常生活用具給付等事業：(市町村が行う地域生活支援事業の必須事業の一つ)日常生活用具を必要とする障害者・障害児・難病患者等に対して、介護・訓練支援用具、自立生活支援用具、在宅療養等支援用具、情報・意思疎通支援用具、排泄管理支援用具、居宅生活動作補助用具(住宅改修費)を給付または貸与する。

※介護・訓練支援用具→特殊寝台、特殊マット、移動用リフト、体位変換器等

※在宅療養等支援用具→電気式たん吸引器、ネブラーザー、動脈血中酸素飽和度測定器等

※情報・意思疎通支援用具→情報・通信支援用具(障害者向けのパーソナルコンピュータ周辺機器やアプリケーションソフト等)

※住宅改修費→居宅生活動作補助用具

○補装具費支給：補装具を必要とする障害者、障害児、難病患者等の補装具の購入、修理に要した費用の一部を公費負担する(自己負担原則1割；負担上限月額37200円)

※補装具[抜粋]→車椅子(電動車いす含む)、歩行補助つえ、歩行器、座位保持装置、重度障害者用意思伝達装置、整形靴　等

【介護保険法によるサービス】

※対象は、65歳以上の者(第1号被保険者)と40歳以上の特定疾病

※要介護認定(要支援1・2、要介護1〜5)に基づき、介護支援専門員が介護サービス計画書を立案し、計画に従ったサービスが提供される。

【障害者総合支援法によるサービス】

※障害支援区分認定(1〜6)によってサービスを選択する

※対象の年齢制限はなく、身体障害者、知的障害者、精神障害者(発達障害者を含む)に加えて、平成25年4月より、一定の難病の患者が対象として加えられた。

※上記により、従来の難病対策事業「難病患者等居宅生活支援事業」のうち「難病患者等ホームヘルプサービス事業」「難病患者等短期入所事業」「難病患者等日常生活用具給付事業」は、それぞれ障害福祉サービスに移行された。

出典）原口道子、在宅人工呼吸療法の概要、新人工呼吸ケアのすべてがわかる本。道又元裕編集、P379-381

　また、**図8-3**には神経系難病のうち筋委縮性側索硬化症の療養者を一例として、療養過程における社会資源の活用例を示しました。病状の進行や変動を早めに察知して、関係機関、関係職種につないでいけることが大切です。

　難病患者のケアマネジメントにおいて、介護保険制度における居宅サービス計画を検討して作成していくにあたって、介護支援専門員が介護保険以外のマネジメントについても担わなければならないということではありません。本項においては、介護保険サービスのほかにどのような制度・サービスの利用可能性があるのかということを知っておき、イメージしておくことによって、利用者の必要に応じてそれぞれのサービスの担当者や関係機関につながり、相談・連携していくことを目指します。切れ目のない円滑で広がりを持ったマネジメントによって、難病の利用者の安定した療養生活が確保されることが最も重要です。

図 8-3　ALS 療養者の療養過程と社会資源の活用（例）

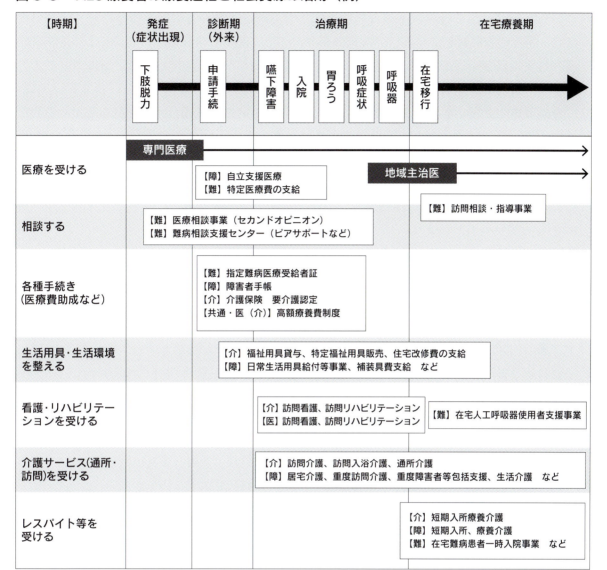

（原口作成）

5) 医療的ケアに関する支援と制度

　難病の症状の種類や程度によっては、療養の経過において徐々に医療ニーズが増していくことがあります。近年では、呼吸や食事の摂取に影響する病気（神経難病など）で、在宅で吸引や経管栄養を必要とする療養者が増加し、家族介護者の負担増加が社会問題化しました。これを受けて、平成15年「ALS患者の在宅療養支援について；医政局長通知0717001号」が発出され、これまで介護職員など家族以外の者による喀痰吸引が一定の要件下によって許容されてきた経緯があります。そして、平成24年6月22日「介護保険サービスの基盤強化のための介護保険法等の一部を改正する法律」が公布され、介護福祉士及び一定の研修を受けた介護職員等は、一定の条件下で喀痰吸引等の定められた範囲の行為（特定行為）を実施できることとなりました。具体的には、①口腔内の喀痰吸引、②鼻腔内の喀痰吸引、③気管カニューレ内部の喀痰吸引、④胃ろう又は腸ろうによる経管栄養、⑤経鼻経管栄養の5つの行為です。研修には、第1号、第2号、第3号研修の3種類があります。第1号研修は、

上記の5つの行為すべてについて不特定多数の者に実施できる研修です。第2号研修は、5つのうちいずれか1行為以上の行為を選択して不特定多数の者に行う研修です。第3号研修は、特定の者に対してのみ必要な行為を選択して実施する研修です。研修によって講義時間数や実地研修の評価方法が異なります。在宅では、比較的第3号研修が選択されることが多く、講義・演習で9時間の研修が必要です。

介護職員が実施できるようになるまでには、一定の研修を受講して認定証を取得することに加えて、登録事業所に所属した上で医師からの指示書を受けて実施することが必要です（図8-4）。この過程において、医師・看護職員との連携や協力が重要になります。

喀痰吸引・経管栄養は、安全に行われなければ療養者に危険を及ぼす医行為であることに変わりはなく、介護職員等の実施の要件のひとつに「医療関係者との連携に関する事項（表8-8）」が定められています。

利用者や家族にとって、家族とともに医療的ケアに対応してもらえる職員が増えてくれることは、とてもありがたいことかもしれません。しかし、その一方で、医行為が必要な利用者に対して他職種が関わることによって、情報共有や緊急時の連絡体制などの連携が確実に行われなければ、かえって危険性が増してしまうことになりかねません。このような医療的ケアのニーズがある利用者の支援において、医療職と介護職の連携が十分に行われるように、必要に応じて連携を強化する役割として介護支援専門員の活躍も期待されます。

図8-4 介護職員等が喀痰吸引等の実施に至るまでの流れ

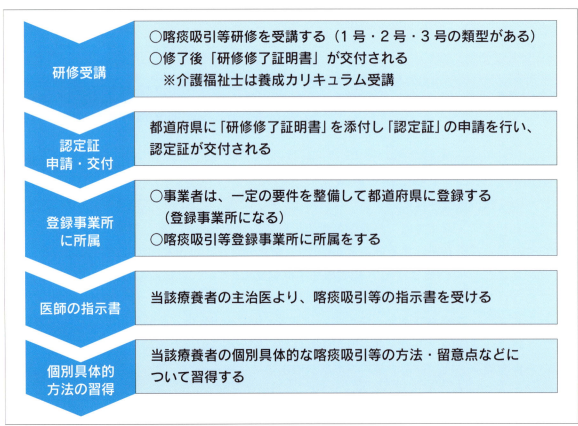

原口道子、在宅での看護職員と介護職員との連携のポイント、コミュニティケア 2012.14（12）、P53-57 を改変

第 8 章　わが国の難病対策

表 8-8　医療関係者との連携に関する事項

- ■介護職員等による喀痰吸引等の実施に際し、医師の文書による指示を受ける
- ■対象者の状態について、医師または看護職員による確認を定期的に行い、対象者の心身の状況に関する情報を介護職員等と共有することにより、医師または看護職員および介護職員等の間における連携を確保するとともに、適切な役割分担を図る。
- ■対象者の希望、医師の指示および心身の状況を踏まえて、医師または看護職員との連携の下に、喀痰吸引等の実施内容その他の事項を記載した計画書を作成する。
- ■喀痰吸引等の実施状況に関する報告書を作成し、医師に提出する。
- ■対象者の状態の急変等に備え、速やかに医師または看護職員への連絡を行えるよう、緊急時の連絡方法をあらかじめ定めておく。
- ■上記の事項など必要な事項を記載した喀痰吸引等行うに関する書類（業務方法書）を作成する。

※「社会福祉士及び介護福祉士法施行規則の一部を改正する省令」（平成 23 年 10 月 3 日厚生労働省令第 126 号より）

○参考資料
- 難病法施行後の難病患者等ホームヘルパー養成研修テキスト　社会保険出版社

付録

■ 事例の概要【様式】①

【事例のタイトル】
50代（女性）での若く進行の早い多系統委縮症の発症

【利用者のプロファイル（年齢・性別・疾患など身体状態など）、家族状況、資源など】
A氏は、同区に生まれて会社員を経て24歳で結婚、3人の子供に恵まれる。[長男、次男(双子)長女]専業主婦として生活をしていた。夫の両親を介護して看取っている。平成21年から立ちくらみ、においを感じないなどの症状があったが長い介護生活からのストレスだと思っていた。平成23年パーキンソン病、平成24年多系統委縮症と診断された。当時、夫は就業中で30代の長男は結婚して孫が一人おり、車で30分の他県に住んでいた。次男、長女も就業していた。日中は独居で用意された昼食を食べたりトイレに一人で行くことができていた。同年、要支援2となり居室スペースが2階にあることからトイレとトイレまでの導線確保のため住宅改修を行った。この頃は歩行速度も問題なく、会話も充実していた。平成24年○月歩行に介助が必要な状況となり、嚥下障害、構音障害、唾液の流延が見られ、変更申請後、要介護2となり担当することとなった。夫は主治医から病状の説明を受けていたが、辿る経過に関しては受け入れが出来ていない様子であった。本人への病気の告知はあったものの見通しや今後の進行の経過で起こりうる症状などについては話されておらず、また完治が難しい事も本人は知らされていなかった。

【事例の概要（事例の特徴）】
診断がついてから亡くなるまで4年、介護状態になって2年という短い期間であった。また50代という若さでの発症で、女性という事もありオムツ交換や入浴介助には抵抗があり配慮が必要であった。また極めて進行の早い事例であったため、日に日に出来ないことが増えていく中で本人の生きる希望や目標を設定するのが難しい状況であった。進行性で完治が難しい事から本人や家族に病状の経過や見通し、告知、受け入れの確認などが医療関係者を含めて関わる全ての関係者の辛い作業となった。

【利用者の希望・要望】	【アセスメント内容】	【生活の目標】
進行の度合いによって変化していった。 ●自分でできることを行いたい。 ●機能を落としたくない。 ●転ばずに生活したい。 ●自宅で過ごしたい。 ●自宅で長く過ごしたい。外出がしたい。 ●自宅で看取りたい。（家族）	〈病状〉進行性の難病、体温コントロール不可。言語に障害あり。気管切開。胃ろう。強い振戦あり。 〈ADL〉寝たきり、移動はリフト使用。意思表示は首をかすかに動かす。 〈介護力〉夫は子供達に迷惑をかけたくないと一人で介護を行う覚悟である。障害重度訪問介護、介護保険でのサービスを使用。 吸引は研修を受けたヘルパー、看護師、家族が行う。 〈入浴〉リフト使用して訪問入浴。 〈コミュニケーション〉ひらがなボード、レッツチャット、伝の心など検討するも振戦の為断念。 〈経済状態〉年金は19万ほど。子供たちも就業していて安定している。 〈医療管理〉訪問看護で尿管、胃ろう。 気管切開の指導や管理を医療で行う。	●若い本人が出来ないことが増えていく中で自宅で少しでも楽しみを見つけられるような援助を行う。障害福祉課の担当者と連携を取って障害で受けられるサービスや助成をもれなく利用して本人の生活を支える。 ●医療機関、医療系サービス担当者と連携、助言を受けながら病状の安定を図り、機能低下を防ぐ。 ●夫を含めて家族が人任せでなく主となって介護する状況を作り出すとともに家族が自分たちの生活と介護が両立できるように援助を行う。 ●残された時間を良い思い出にできるように関係機関で話し合い協力していく。

92

【ケアプランの特徴】

進行性であったためサービスの調整や必要な機器の導入を敏速に行う必要があった。障害福祉課、医療関係者、介護関係者と常に現在の状況が共有でき専門的な助言を出し合える状態にしていた。
また、必要な機器の導入時期を何度も検討を行った。本人や家族の病状の説明、受け入れの確認は医療従事者が行い不安感へのフォローは介護支援専門員や介護従事者が行った。

【評価（利用者の満足度・チームや地域資源の評価・自身の介入に対する評価など）】

〈利用者の満足度〉本人の満足に繋がったかどうかわからないが、家族は生活と両立しながら介護ができていた。
〈チームや地域資源の評価〉今回のケースは医療従事者が中心となり相談、アドバイスを行い、病状に合わせたケアの提供ができた。障害のホームヘルプサービス（吸引）を行う24時間対応の事業者が同区に一か所もなかったこと、進行性の難病の相談窓口が当時なかったことから、問い合わせや検索に多くの時間を費やした。
〈自身の介入に対する評価〉進行性の難病を担当するのが初めてだったこともあり、頻繁な調整を行う必要があったが医療関係者と連携しアドバイスを受けることにより必要なケアの提供ができた。

【難病のケアマネジメントで特に困ったこと（課題）】	【難病のケアマネジメントで特に工夫・留意したこと】
24時間対応の吸引の出来る訪問介護事業所を探すのに時間がかかった。難病の知識不足、障害福祉の知識不足があった。病状の進行の速さに追われて本人の生きる希望や楽しみを優先することができなかった。コミュニケーション手段の確立に至らなかった。	●女性であったためオムツ交換、入浴介助に配慮した。 ●言語以外のコミュニケーション手段を模索した。 ●家族が自分の生活と介護を両立できるようにサポートした。 ●ボランティアで外出介助を行うなど本人の楽しみに繋がるケアを常に探し続けた。

第1表	居宅サービス計画書（1）	作成年月日　平成 26 年 01 月 ■日

□ 初回 □ 紹介 ☑ 継続　　□ 認定済 □ 申請中

利用者氏名　　　　　　　　　様　生年月日 昭和 29 年　　　　住所
居宅サービス計画作成者氏名
居宅介護支援事業者・事業所名及び所在地
居宅サービス計画作成（変更）日　平成 26 年 01 月 ■日　　初回居宅サービス計画作成日　平成 24 年 04 月 ■日
認定日　平成 25 年 07 月 ■日　　認定の有効期間　平成 25 年 08 月 ■日～平成 27 年 07 月 ■日

要介護状態区分	要介護5
利用者及び家族の生活に対する意向	本人：自宅に帰りたい。 夫：大変かも知れないけど自宅で看てやりたい。還暦を自宅で祝いたい。
介護認定審査会の意見及びサービスの種類の指定	有効期間は24ヶ月とする。
総合的な援助の方針	進行性の難病：多系統萎縮症を発症しています。2時間おきの吸引、体位交換が必要でありできるだけ進行を遅くして自宅で過ごすことができるように、リハビリ、病状の管理、衛生の管理、気管の障害の管理また、介護者のご主人の介護疲れ軽減に医療、障害、介護を取り入れて、ご自宅で○さんらしく生活できるようにサポートします。 緊急連絡先　○○（○○－○○○○－○○○○）（夫）主治医：東京　○○病院　○○先生（○○○－○○○）在宅医：○○○クリニック　○○先生（○○-○○-○○○）　○○（○○○－○○○） （次男）緊急時は救急車で○○病院へ搬送する
生活援助中心型の算定理由	□1.一人暮らし　□2.家族等が障害、疾病等　□3.その他（　　　　　　　　　　　）

私は、上記の居宅サービス計画書の内容について説明を受け、その内容に同意し、これを受領致します。平成 26 年 1 月 ■ 日　氏名　　　　　　　　　印

| 第2表 | 居宅サービス計画書（2） | 作成年月日　平成 26 年 01 月 ■ 日 |

利用者氏名　　　　　　　　　　　　　様

生活全般の解決すべき課題（ニーズ）	目標				援助内容					
	長期目標	期間	短期目標	期間	サービス内容	※1	サービス種別	※2	頻度	期間
病状の悪化、進行をできるだけ遅らせたい	体調を整える	H25.08.■〜 H27.07.■	定期的に医療的診断を受けアドバイスをもらい安定を維持する	H26.01.■〜 H26.06.■	病状に合った医師からの指導 急変時や緊急時などアドバイスを行う		居宅管理指導 （24時間対応）	○○クリニック	週1回	H26.01.■〜 H26.06.■
病状の悪化、進行をできるだけ遅らせたい	肺炎予防、突然死を防ぐ	H25.08.■〜 H27.07.■	状態の悪化を防ぐ	H26.01.■〜 H26.06.■	拘縮防止訓練 口腔機能低下防止訓練 上肢下肢機能低下防止訓練 床ずれ予防訓練	○	訪問リハビリ	○○病院	週2回	H26.01.■〜 H26.06.■
体調を良く、気分良く過ごしたい	清潔を保つ	H25.08.■〜 H27.07.■	入浴でリフレッシュする	H26.01.■〜 H26.06.■	体調に気をつけながら入浴する 38度以下の体温なら入浴してよい 浴槽の設置が終了したら男性ヘルパーは退室する。代わりに夫が介助に加わる リフター貸与	○	訪問入浴 家族の援助 福祉用具貸与	○○事業所 家族 ○○事業所	週2回	H26.01.■〜 H26.06.■

※1「保険給付の対象となるかどうかの区分」について、保険給付対象サービスについては○印を付す。
※2「当該サービス提供を行う事業所」について記入する。

ページ：1
総ページ：4

私は、上記の居宅サービス計画書の内容について説明を受け、その内容に同意し、これを受領致します。

| 第2表 | 居宅サービス計画書（2） | 作成年月日　平成 26 年 01 月 ■ 日 |

利用者氏名　　　　　　　　　　　　　様

生活全般の解決すべき課題（ニーズ）	目標				援助内容					
	長期目標	期間	短期目標	期間	サービス内容	※1	サービス種別	※2	頻度	期間
体調を良く、気分良く過ごしたい	気持ち良く1日を過ごす	H25.08.■〜 H27.07.■	体調が悪くならないように出来ることは行う 夫が自分の時間を持つことが出来る	H26.01.■〜 H26.06.■	おむつ交換、カテーテル尿廃棄、着替え、清拭、陰部洗浄、皮膚への塗り薬塗布3箇所、その他介護に関わる必要な行為。白癬菌が足指にあるため洗浄、薬塗布。居室の掃除、尿や便の処理を行うトイレや洗面所の清潔を保つ。埃を徹底的に除去する（痰が絡みやすいため）。吸引を除いた一連の行為（吸引発生時は夫を呼ぶ）。体調や病状は日々変化あるためそのときに必要な介護のケアを行う		訪問介護 家族のケア	○○事業所 ○○事業所 夫 長女 次男		
体調を良く、気分良く過ごしたい	自宅で快適に過ごす	H25.08.■〜 H27.07.■	適切な無理のない介護ができて本人も過ごしやすい環境を作る	H26.01.■〜 H26.06.■	特殊寝台［3モーター］貸与 付属品貸与4点 床ずれ防止用マット 点滴補助棒貸与 キャスター	○	福祉用具貸与	○○事業所	随時	H26.01.■〜 H26.06.■
体調の悪化を防ぎたい	自宅で快適に過ごす	H25.08.■〜 H27.07.■	床ずれ予防のため座位を保つ訓練を行う	H26.01.■〜 H26.06.■	車椅子貸与 車椅子付属品貸与	○	福祉用具貸与	○○事業所	随時	H26.01.■〜 H26.06.■
在宅に戻り心配なことを相談したい	安心して在宅で暮らせる	H25.08.■〜 H27.07.■	家族が医療行為になれて在宅の生活を維持する	H26.01.■〜 H26.06.■	胃ろう服薬注入（胃ろう状態の確認含む）、中心静脈栄養の管理（針の取りかえ）、ネブライザー、吸入、バイタルチェック、服薬指導、吸引指導、じょくそう予防、皮膚状態の確認		医療訪問看護 夫	○○看護ステーション	1日2回	H26.01.■〜 H26.06.■
					体温調節および家族への指示 おむつ交換、カテーテル管理 その他、体調の関わる医療的ケア 緊急時の対応		居宅療養管理指導 （輸液宅配）	○○薬局	週1回	

※1「保険給付の対象となるかどうかの区分」について、保険給付対象サービスについては○印を付す。
※2「当該サービス提供を行う事業所」について記入する。

ページ：2
総ページ：4

私は、上記の居宅サービス計画書の内容について説明を受け、その内容に同意し、これを受領致します。

付　録

| 第2表 | | | | | 居宅サービス計画書（2） | | | | 作成年月日　　平成 26 年 01 月 ■ 日 | | |

利用者氏名　　████████　　　様

生活全般の解決すべき課題（ニーズ）	目標				援助内容					
	長期目標	期間	短期目標	期間	サービス内容	※1	サービス種別	※2	頻度	期間
体調を良く、気分良く過ごしたい 介護疲れを軽減したい	本人も安心して過ごせて家族も自分の生活ができる	H25.08.■～H27.07.■	家族が休養が取れる	H26.01.■～H26.06.■	おむつ交換、痰吸引（登録事業所のみ）、カテーテル尿廃棄、着替え、清拭、陰部洗浄、皮膚への塗り薬塗布3箇所 その他介護に関わる必要な行為 白癬菌が足指にあるため洗浄、薬湿布　　体調や病状は日々変化あるためその時に必要な介護のケアを行う　　緊急時に備えて介護を行う　　午後10:00～午前6:00 重度障害ホームヘルパーで対応を行う		重度訪問介護サービス 障害福祉サービス　　家族のケア	○○事業所 ○○事業所　　夫	月262時間 PM10:00 ～ AM6:00	H26.01.■～H26.06.■
介護が長くなったら入院できるか心配だ	家族がストレス無く本人を介護できる		家族の負担軽減を行う		レスパイト入院　　訪問診療の医師と連携を取りながらIVHの状態や胃ろうの状態などのチェックやペグの取替えなどで定期的に短期で入院する 時期は訪問診療と訪問看護と検討を行う		医療保険での入院　　居宅療養管理指導 医療訪問看護	○○病院	必要時	

※1「保険給付の対象となるかどうかの区分」について、保険給付対象サービスについては○印を付す。
※2「当該サービス提供を行う事業所」について記入する。

ページ：3
総ページ：4

私は、上記の居宅サービス計画書の内容について説明を受け、その内容に同意し、これを受領致します。

| 第2表 | | | | | 居宅サービス計画書（2） | | | | 作成年月日　　平成 26 年 01 月 ■ 日 | | |

利用者氏名　　████████████　　　様

生活全般の解決すべき課題（ニーズ）	目標				援助内容					
	長期目標	期間	短期目標	期間	サービス内容	※1	サービス種別	※2	頻度	期間
寝ているばかりで口から物も食べられない。何か楽しみを見つけてやりたい（夫）	気候の良い時には安全に定期的に外出する		体調に気をつけて外出する		各関係スタッフがあらかじめ日にちを決めてボランティアで外出介助を行う 看護師（携帯用吸引器持参） 訪問介護 ケアマネなど 医療スタッフが必ず同行する。		各関係スタッフがボランティアで外出の介助を行う	医療関係者 介護関係者 家族	日程の調整が着いたら随時	
	自宅で本人が楽しむことが出来る		知り合いや家族に出来るだけ訪問してもらい楽しい時間を過ごす		常に好きな音楽を流しておく 長男は定期的に孫を連れて家族で訪問する 次男、長女は休みの日は吸引などを行い介護に関わる 近所のお友達に来てもらいおしゃべりをしてもらう 馴染みの美容院の美容師に来てもらい髪を似合うように切ってもらう コミュニケーションを取る方法を考える （日常生活用具購入費助成） レッツチャット、伝の心使用 まずはレンタルを行い使用できるか試してみる		家族やボランティア、友人の支援　　　　障害福祉サービス	家族 友人 ボランティア　　○区	日程の調整が着いたら随時	

※1「保険給付の対象となるかどうかの区分」について、保険給付対象サービスについては○印を付す。
※2「当該サービス提供を行う事業所」について記入する。

ページ：4
総ページ：4

私は、上記の居宅サービス計画書の内容について説明を受け、その内容に同意し、これを受領致します。

95

| 第3表 | | | | | | | | 週間サービス計画表 | | | 作成年月日　平成 26 年 01 月 ■ 日 |

サービス利用者名＿＿＿＿＿＿＿＿＿　　　様

		月	火	水	木	金	土	日	主な日常生活上の活動
深夜	4:00								
									痰の吸引
早朝	6:00								
									口腔ケア、痰の吸引
									おむつ交換、痰の吸引
午前	8:00							家	ポート栄養交換
		訪問介護 身体2・Ⅲ	訪問介護 身体2・Ⅲ	訪問介護 身体2・Ⅲ	訪問介護 身体2・Ⅲ	訪問入浴 訪問介護	訪問介護 身体1・生活1	族	リハビリもしくは入浴
	10:00	訪問入浴 訪問介護						対	痰の吸引
	12:00		訪問介護 身1生1・Ⅲ		訪問介護 身1生1・Ⅲ		訪問介護 身体1・生活1	応	おむつ交換、痰の吸引
		訪問介護 身1生1・Ⅲ							胃ろうから服薬注入
午後	14:00		訪問介護 身1生1・Ⅲ		訪問介護 身1生1・Ⅲ			す	痰の吸引
	16:00	訪問リハ 身体2・Ⅲ	訪問リハ 訪問リハビリ1		訪問リハ 訪問リハビリ1	訪問介護 身2・Ⅲ		る	痰の吸引
	18:00		訪問介護 身体2・Ⅲ	訪問介護 身体2・Ⅲ	訪問介護 身体2・Ⅲ		訪問介護 身体生活1		おむつ交換、痰の吸引
夜間	20:00								おむつ交換、口腔ケア:痰の吸引
	22:00								
									痰の吸引
深夜	24:00	22:00 〜 6:00							痰の吸引
	2:00								
		重度訪問	重度訪問	重度訪問	重度訪問	重度訪問	重度訪問	重度訪問	痰の吸引
	4:00								

| 週単位以外の
サービス | 福祉用具（車いす貸与、車いす付属品貸与、特殊寝台貸与、特殊寝台付属品貸与、床ずれ防止用具貸与、移動用リフト貸与）
クリニック週1回：住宅改修引き戸へ変更H24.7医療訪問看護週1日2回 |

私は、上記の週間サービス計画の内容について説明を受け、その内容に同意し、これを受領致します。　　　　　平成26年1月■日　氏名＿＿＿＿＿＿＿＿＿

| 第4表 | | | サービス担当者会議の要点 | | | 作成年月日　　平成 26 年 01 月 ■ 日 |

利用者氏名　██████████　　様　　　　　　　　　　居宅サービス計画作成者氏名＿＿＿＿＿＿＿＿＿

開催日　平成26年01月■日　開催場所　　○○自宅　　　　　　　開催時間　10時00分〜 11時00分　　　　　開催回数　10回

会議出席者	所属（職種）	氏名	所属（職種）	氏名	所属（職種）	氏名
	本人		訪問介護事業所		訪問入浴事業所	
	夫		訪問看護事業所		福祉用具業者	
	在宅医		重度訪問介護事業所		訪問リハビリ事業所	

検討した項目	参加者追加：T　在宅医相談員　　障害福祉課担当者 1）本人：家族の意向 2）意向実現のために行うべきこと
検討内容	1）本人；自宅に帰りたい。夫；大変かも知れないけれど自宅で看てやりたい。還暦を自宅で祝いたい。 2）少しでも長く在宅生活を維持できるように訪問介護、看護、訪問リハビリ、訪問入浴、在宅医、ケアマネ、福用具貸与を導入してサポートを行う。障害福祉課と常に連携を行い必要な日常生活用具購入に関して助成の手続きとコミュニケーション方法のアドバイスを受けていく。ボランティアも含めて家族や専門職などで1人の時間をなくしていく。また本人が現在の状況でやってみたいことがあるなら積極的に取り入れる。
結論	在宅医；医療訪問介護；（胃ろう、IVH、バルーンカテーテル、気管切開の管理　体調の管理、他職種への指導、提案）訪問リハビリ（拘縮防止、移乗、移動の指導、機能低下予防）訪問介護おむつ交換、清拭、（痰の吸引は重度訪問介護事業所のみで行う。（研修を終了している介護職員）夫の介護疲れ軽減につながるケアの導入、高齢者安心センターと相談しながら家事の援助も取り入れていく。障害福祉（ネブライザーの購入助成について手続きを進める。レッツチャット、伝の心を試してみる。まずはレンタルで行い使用できれば購入手続きを取る。重度訪問介護の時間についてももう一度検討を行う）専門職と話し合いながら外出や買い物をプランに盛り込んでいく。
残された課題 （次回の開催時期）	病状の進行に伴いプランは敏速に変更していく。関係者ノートを確認して現在の状況の把握に努める。

付　録

■ 事例の概要【様式】②

【事例のタイトル】

機能維持とコミュニケーションの確立を目指し続ける（大脳皮質基底核変性症）

【利用者のプロファイル（年齢・性別・疾患など身体状態など）、家族状況、資源など】

Ｂ氏　男性　66歳　　要介護5　障害者手帳：1級を所有　疾病による四肢、体幹機能障害がある。

〈身体状況〉56歳ごろから左手がぎこちなくなった。その後、徐々に動きが遅くなり、左足を前に出しづらい。62歳で会話が成り立ちにくいことがあり、大脳皮質基底核変性症と診断された。63歳から寝たきりになり、嚥下障害と排痰困難で気管切開をした。全般にコミュニケーションが取りづらい。

〈生活歴〉生まれてからずっと現住所に居住し、大学卒業後、会社に勤めていた。妻とは大学で出会い結婚後三人の男の子を儲ける。転勤族であちこちまわっていた。海外勤務も多く、ミャンマーなどに行っていた。英語が堪能で同時通訳もできた。仕事に対して熱意と志が高く、友人や同僚からの信頼も厚く、常に周りに人がいた生活、人が集まってくるような人格だった。

旅行が好きで家族旅行を多く行っていた。病気になる前はテニス・水泳・ジョギングが趣味だった。

※昨年より近所の障害者スポーツセンターにて重度障害者のためのプール開放を利用して妻と同期の友人、重度訪問介護の利用によりプールへの復帰のサポートを開始した。筋緊張の緩和がかなり図れるようになった。

〈家族状況〉妻と三男との三人暮らし。妻が24時間付き添って介護にあたっている。長男と次男は遠方に在住。隣に母親と兄一家が居住している。母親の協力を得られていたが、母親も現在要介護1の状態で難しくなってきている。

〈資源〉介護保険内：訪問看護・訪問リハビリテーション・訪問介護・訪問入浴・福祉用具貸与（床ずれ防止用具貸与、特殊寝台付属品貸与、特殊寝台貸与）・福祉用具購入（移動用リフト、シャワー用キャリー、スリングシート）

介護保険外：訪問マッサージ・訪問歯科・障害者総合支援法サービス（重度訪問介護7.5％加算　147h/月　移動12h/月）福祉用具自費購入（オーバーテーブル、車いす）・訪問診療（C診療所　2/月）通院（D病院　1回〜/3ヶ月）検査入院と介護者の休息（D病院　10日程度/3ヶ月）

看護師の友人の訪問

【事例の概要（事例の特徴）】

寝たきりになり拘縮が進んでいる。症状の左右差があり、筋緊張が強い。気管切開もしている。認知症状も出現しコミュニケーションが困難なことが多い。現在、経鼻経管栄養で栄養を摂取している。舌根落ちている。

予後は極めて厳しく状態維持が精一杯であるが、あきらめずに機能回復とコミュニケーションの確立を目指してご家族・ケアチームともに献身的に介護・リハビリを続けている。医師からは五感を刺激して脳を動かしていくことが大事と言われている。声かけに対して表情の変化が見られたり、緊張が緩む。聴力で人の認識ができている様子もみられる。

在宅介護を継続していくために妻の休息の時間を確保する必要があり、定期的に入院しているが環境の変化により不安定になること、細かい部分でのケアの統一が図れていないことにより入院の度にトラブルが発生してしまう。退院後は身体の緊張が強くなる状態が3週間ほど続いてしまう。妻が安心して休息を取れる方法とコミュニケーションの確立、介護の質を下げずに経費削減できないかを模索している。

97

【利用者の希望・要望】	【アセスメント内容】	【生活の目標】
〈本人〉「胃ろうなど体に管をいれることや医療機器を装着することは望んでいない。お風呂が好きだった。今まで築いてきた友人関係等、いろいろな方たちとの交流を今までと同じように大切にしていきたい。」 (意思表示が難しいため、妻より代弁してもらった。)	●すべての日常生活動作において全介助の状態である。 ●骨格がっちりしている。筋緊張あり、右上肢伸展左上肢屈曲で拘縮、下肢は右側へ伸展、体幹ねじるように拘縮している。 ●移乗には電動リフトを使用しティルトリクライニング車いすにて移動する。日中2〜4時間の座位を保持する。 ●摂食は朝夕は経管栄養、昼は経口摂取であり、高いスキルが必要である。妻や限定した人しか経管栄養や食事介助ができない。栄養状態は良好である。 ●皮膚トラブルはない。	●毎日の生活や身体機能の維持と機能向上のために今できる最大の努力を続け、一歩でも良い方向に進みたい。 ●コミュニケーション方法の確立を目指し続けたい。 ●1日1回は離床する。 ●季節ごとの自然にふれる外出や、スイミングにも挑戦したい。

【ケアプランの特徴】
身体の緊張状態や認知症状があり病状が不安定である。バイタルサインにも変動がある。痰の吸引、気管切開の処置、身体の緊張緩和などの、トラブルを避けるために予防・リハビリテーションに力を入れ、妻のあきらめないという強い思いを受け止め、ケアチーム皆も一緒に機能維持とコミュニケーションの確立を目指している。

【評価（利用者の満足度・チームや地域資源の評価・自身の介入に対する評価など）】
●専門職の力が大きいチーム　医師、看護職、リハ職、介護職それぞれが専門性を発揮しサポートできている。
●訪問介護の人材確保が大変な中、3事業所が重度訪問介護で短時間のケアに入ってくれている。
〈利用者の満足度（妻）〉
●本当にケアに入ってくれている皆さんに感謝している。
●介護を続けるために自分の体調を良い状態で保っていきたいと思っている。
●手探りで進んでいる、あきらめない、回復を強く望んでいる。コミュニケーションが取れるように一緒に頑張って欲しい。

【難病のケアマネジメントで特に困ったこと（課題）】	【難病のケアマネジメントで特に工夫・留意したこと】
●特に介護職の人材確保が必要であった。 ●同職種で何ヵ所かの事業所が介入するため、ケアのばらつきが出ないように同じスキルを身に付けるための時間を多く取ってもらう必要があった。 ●大学病院と在宅チームの意識とケアのすりあわせが必要だった。 ●妻の介護負担が重い状態であった。	●本人・ご家族の気持ちをしっかり受け止めて思いを共有するため、チーム力を高く持つため、連携に力を入れた。 ●些細な変化も見逃さないように、介入している全職種が共有ノートに記録をした。また、役割分担を明確にした。 ●ケアの手順（おむつ装着順）、ポジショニング（安楽な状態保持・摂食時）、気切部のガーゼ保護は分かり易いように写真を用いた手順書を作成した。

付　録

居宅サービス計画書(1)

作成年月日　平成 ■■■■■■

初回・紹介・継続　　　認定済・申請中

利用者氏名	B	様	生年月日 昭和 22 年	住所 ■■■■■■■■

居宅サービス計画作成者氏名　_____

居宅介護支援事業者・事業所名及び所在地　　居宅介護支援事業所 ■■■■■■

居宅サービス計画作成（変更）日　平成 ■■■■■■　　初回居宅サービス計画作成日　平成 ■■■■■■

認定日　平成 ■■■■■■　　認定の有効期間　平成 ■■■■■■ ～ 平成 ■■■■■■

要介護状態区分	要介護1 ・ 要介護2 ・ 要介護3 ・ 要介護4 ・ 要介護5
利用者及び家族の生活に対する意向	ご本人：「自宅にいて自分らしく生活したい、管につながれていたくない。今まで築いてきた友人関係等、いろいろな方たちとの交流を今までと同じように大切にしていきたい」（意思表示が難しいため、奥様より代弁いただいた） ご家族（妻）：「大切な夫を中心に毎日の生活を送っている。夫の回復をなにより一番に願っている。生き抜いていく夫を支えていきたい。本当にケアに入ってくれている皆さんに感謝している。 以前、ラコールが俺は一番嫌いだと言っていたので、管理栄養士と相談して自然な物が摂取できるように工夫を重ねていきたい。毎日の生活や身体機能の維持と機能向上のために今できる最大の努力を続け、一歩でも良い方向に進みたい。夫とのコミュニケーション方法の確立を目指したい。離床を目標にしている。夫が好きな季節ごとの自然にふれる外出や、昨年から念願だったスイミングにもチャレンジしている」
介護認定審査会の意見及びサービスの種類の指定	審査会意見：有効期間は24 ヶ月とする。
総合的な援助の方針	ご家族、主治医、ケアチームが一丸となり、なにより機能維持とコミュニケーションの確立のために日々ケアにあたっています。安定した在宅生活の継続と心身機能の維持向上のため、介護保険サービスの他、医療保険サービス、重度訪問介護サービス、自費サービスを利用しケアチームで連携を密に図り支援していきます。また、日々の変化に対応できるようしっかりと状態観察を行い、安心してケアを受けていただけるように密に声かけを行っていきます。 定期的な入院では、ケアの統一を図り、ご本人が安楽に過ごせ、奥様も不安が少なく介護の休日が取れるように在宅チームと病院との連携を図っていきます。 緊急連絡先：　　b　　様（妻）　自宅　　　　　　　　　携帯 かかりつけ医：　C　診療所
生活援助中心型の算定理由	1.一人暮らし　　2.家族等が障害、疾病等　　3.その他（　　　　　　　　　　　　　　　　　　）

上記サービス計画について説明を受け、内容に同意・受領しました。

居宅サービス計画書(2)

作成年月日　平成 ■■■■■■

要介護度	要介護5								
利用者名	B	様					作成者	S	

生活全般の解決すべき課題（ニーズ）	目標				援助内容				
	長期目標	（期間）	短期目標	（期間）	サービス内容	※1	サービス種別	※2	頻度	期間
病状の安定を図り、心身機能の回復を目指したい。	病状が安定して在宅での生活を安心して継続していくことができる。	H.■■～ H.■■	日々の状態を把握して体調の変化を早期に発見し対応することができる。	H.■■～ H.■■	医療の継続・治療	○	居宅療養管理指導 医療（呼吸器科・酸素管理・定期受診・検査入院）	（C）診療所 大学付属（D）病院	2回/月 1回/月 （定期受診）随時 10日程度/3ヶ月（検査入院）	H.■■～ H.■■
					口腔内の治療とケア 口腔リハビリ 嚥下リハビリ アイスマッサージ等	○	居宅療養管理指導	（N）デンタルクリニック	1回/週	H.■■～ H.■■
					バイタル測定・全身観察 口腔ケア・痰の吸引 気管切開部の管理 排便状態の確認・摘便 　陰部洗浄　オムツ交換 療養上の相談・助言等 緊急時の訪問 医師その他ケアチームとの連携・情報交換 ※緊急時訪問看護加算 ※特別管理加算Ⅱ	○	訪問看護	（G）訪問看護	3回/週	H.■■～ H.■■

※1「保険給付の対象となるかどうかの区分」について、保険給付対象内サービスについては○印を付す。
※2「当該サービス提供を行う事業所」について記入する。

1/7

99

居宅サービス計画書(2)

要介護度　要介護5　　作成年月日　平成■■■■
利用者名　B　殿　　作成者　S

生活全般の解決すべき課題（ニーズ）	目標				援助内容					
	長期目標	（期間）	短期目標	（期間）	サービス内容	※1	サービス種別	※2	頻度	期間
病状の安定を図り、心身機能の回復を目指したい。	病状が安定して在宅での生活を安心して継続していくことができる。		日々の状態を把握して体調の変化を早期に発見し対応することができる。		①日々の健康観察 毎食後の口腔ケア 痰の吸引 気管切開部の処置 排便管理 医療機器・医療用具の管理 ②処方薬・サプリメントの管理と補充 医療消耗品と介護用品の管理と補充 福祉用具・医療用具の備品の購入		①②家族 ②重度訪問看護	妻 息子さん （I） （J） （K）	毎日 適宜	H.■■～ H.■■
					処方薬の管理・指導	◯	訪問薬剤管理指導	（O）薬局	2回/月 適宜	H.■■～ H.■■
経口からの食事を可能な限り行いたい。栄養注入時の介助をお願いしたい。	経口からの食事が安全にでき、食生活が安定する。	H.■■～ H.■■	必要な栄養と水分摂取することができる。 日に1回は離床することができる。	H.■■～ H.■■	栄養管理士による栄養指導		管理栄養士	大学付属（D）病院	随時 （1回～/3ヶ月）	H.■■～ H.■■
					①食事介助 嚥下状態の確認 OE法による栄養の注入 ②介護食の調理と工夫（おかゆゼリー、野菜スープのミキサー食作り等）	 ◯	①②家族 ②重度訪問看護 ①訪問介護 訪問看護	妻 （K） （G）	3回/日（木曜日の昼夕以外毎日） 2回/週 2回/日（木）	H.■■～

※1 「保険給付の対象となるかどうかの区分」について、保険給付対象内サービスについては◯印を付す。
※2 「当該サービス提供を行う事業所」について記入する。

2/7

居宅サービス計画書(2)

要介護度　要介護5　　作成年月日　平成■■■■
利用者名　B　殿　　作成者　S

生活全般の解決すべき課題（ニーズ）	目標				援助内容					
	長期目標	（期間）	短期目標	（期間）	サービス内容	※1	サービス種別	※2	頻度	期間
経口からの食事を可能な限り行いたい。栄養注入時の介助をお願いしたい。	経口からの食事が安全にでき、食生活が安定する。		必要な栄養と水分を摂取することができる。 日に1回は離床する。		①ラコール寒天を作る（シリンジ8本分） ②カテーテル・シリンジ・薬杯等の洗浄・消毒→乾燥 吸引チューブの洗浄・乾燥		①家族 ②重度訪問看護	息子さん（三男） （I） （J） （K）	毎日 3回/日	H.■■～ H.■■
					①ベッド→車椅子へ移動用リフトを利用しての移乗介助 ②車椅子→ベッドへ移動用リフトを利用しての移乗介助 ※安楽なポジショニングの確認 ※安心できるように密に声かけを行い、日々の変化に注意して対応する。 ③移動用リフト購入	◯	①重度訪問介護 ①訪問介護 ②家族 ③福祉用具購入（2009年6月購入済み）	（I） （K） （M） 妻 （P）	4回/週 1回/週 2回/週 毎日 毎日	H.■■～ H.■■
					オーバーテーブル購入		福祉用具購入（2012.8.■■■購入済み）自費	（P）	毎日	H.■■～ H.■■

※1 「保険給付の対象となるかどうかの区分」について、保険給付対象内サービスについては◯印を付す。
※2 「当該サービス提供を行う事業所」について記入する。

3/7

付　録

居宅サービス計画書(2)

要介護度　要介護5　　　　　　　　　　　　　　　　　　　　　　　作成年月日　平成■■■
利用者名　B　殿　　　　　　　　　　　　　　　　　　　　　　　　作成者　S

生活全般の解決すべき課題（ニーズ）	長期目標	(期間)	短期目標	(期間)	サービス内容	※1	サービス種別	※2	頻度	期間
バイタルの変動が大きいため状態を確認しながら心身機能の維持と向上が図れるようにしたい。本人の思いを皆が受け止められるようにしていきたい。	全身の緊張をとることができ身体機能の維持・向上を行うことができる。コミュニケーション手段が確立できる。	H.■～H.■	五感を刺激して脳の活性化を図ることができる。	H.■～H.■	アロママッサージ 音楽療法 読み聞かせや日々の声かけ ベッド臥床時の身体状況にあったポジショニング 重度障害者のためのプール開放		家族　　　　　　　　　　　　　　　　　　　　　　　　　　　重度障害者対象教室	妻 息子さん 母　　　　　　　　　　　　　　　　　　　　■■■障害者スポーツセンター ※協力：NPO法人（Q）	毎日　　　　　　　　　　　　　　　　　　　　　　　　　　　実施日（5月～11月）	
					プール復帰サポート 水の力を利用したバランス保持練習 ヌードルを利用してリラックス		家族 友人	妻 同期の仲間の皆様		
					呼吸器リハビリ	○	訪問看護	（G）訪問看護	1回/週	H.■～H.■
					バイタル測定 四肢・体幹の可動域訓練 端座位訓練　側臥位訓練 腹臥位訓練・呼吸リハビリ等 コミュニケーション手段の提案・用具の検討	○	訪問リハ	（H） 訪問看護ステーション	2回/週	H.■～H.■
					身体状況に合わせた拘縮予防と緊張緩和のためのマッサージ		訪問マッサージ	（L）	4回/週	H.■～H.■

※1 「保険給付の対象となるかどうかの区分」について、保険給付対象内サービスについては○印を付す。
※2 「当該サービス提供を行う事業所」について記入する。

4/7

居宅サービス計画書(2)

要介護度　要介護5　　　　　　　　　　　　　　　　　　　　　　　作成年月日　平成■■■
利用者名　B　殿　　　　　　　　　　　　　　　　　　　　　　　　作成者　S

生活全般の解決すべき課題（ニーズ）	長期目標	(期間)	短期目標	(期間)	サービス内容	※1	サービス種別	※2	頻度	期間
清潔を保持して気持ちよく過ごしたい。	常に気持ちよく過ごすことができる。	H.■～H.■	定期的にオムツ交換ができ、清潔の保持と皮膚トラブルの予防ができる。	H.■～H.■	オムツ交換 陰部洗浄 部分清拭または全身清拭 乾燥を防ぐためのオイル塗布 汚染時の更衣介助 ※身体が冷たかったら妻に伝え温めてもらう	○	家族 重度訪問介護　　　　　　　　　訪問介護	妻 （I） （J） （K） （M）	2～3回/日 8回/週 4回/週 6回/週 3回/週	H.■～H.■
安楽な状態保持と床ずれ予防ができる。	床ずれが予防できる。	H.■～H.■	快適に過ごすことができる。	H.■～H.■	特殊寝台貸与 特殊寝台付属品（柵）貸与 床ずれ防止用具貸与 福祉用具機能と形態の検討・相談・助言	○	福祉用具貸与	（P）	毎日 随時	H.■～H.■
入浴をして身体の清潔を保ち皮膚トラブルを防ぎたい。心地よくリラックスできるようにしたい。	身体の清潔と皮膚トラブルのない状態が保持でき、温まることで緊張の緩和に繋げることができる。	H.■～H.■	定期的に入浴でき、皮膚トラブルの予防ができる。	H.■～H.■	健康チェック 気切部の保護と処置 入浴介助（体調不良時全身清拭） 点眼薬の介助 全身にオイルを塗布 更衣介助 爪切りその他整容 シーツ交換 関節稼動域の確保 （訪問入浴後）	○ ○	訪問看護　　　　　　　　　訪問入浴	（G）訪問看護 （E） （F）	1回/週 1回/週 1回/週	H.■～H.■
					シャワーキャリー・スリングシートの利用		福祉用具購入（2009年2月、5月に購入済み）	（P）	毎日	H.■～H.■

※1 「保険給付の対象となるかどうかの区分」について、保険給付対象内サービスについては○印を付す。
※2 「当該サービス提供を行う事業所」について記入する。

5/7

居宅サービス計画書(2)

要介護度　要介護5　　　　　　　　　　　　　　　　　　　　　作成年月日　平成■■■■■■
利用者名　　B　　　殿　　　　　　　　　　　　　　　　　　　作成者　　S

生活全般の解決すべき課題（ニーズ）	目標				援助内容				
	長期目標	（期間）	短期目標	（期間）	サービス内容	※1	サービス種別	※2	頻度	期間

生活全般の解決すべき課題（ニーズ）	長期目標	（期間）	短期目標	（期間）	サービス内容	※1	サービス種別	※2	頻度	期間
今までと同じように友人等との交流を図り、自分らしく生活したい。外出を楽しみたい。	気分転換が図れ生活を活性化できる。	H.■■～H.■■	ご本人の好きな友人等との交流や外出を定期的に行うことができる。	H.■■～H.■■	外出介助 ベッド⇔車椅子への移乗介助 車椅子での移動介助 外出時の入浴介助		家族 友人等 重度訪問介護	妻 息子(三男) 友人 知人 （I） （J） （P）	適宜 外出時 適宜	H.■■～H.■■
					車椅子・移動用リフトの購入 （自立支援費にて購入済み）		福祉用具購入		毎日	H.■■～H.■■
					車椅子購入 （車での外出用）		福祉用具自費購入 （2012.12.24自費購入済み）	（P）	毎日	H.■■～H.■■
妻の介護負担が大きいため、介護負担軽減を図り自宅での介護を無理なく続けたい。	介護にかかる負担を軽減し自宅での介護を継続することができる。	H.■■～H.■■	全身状態の把握とリハビリを行うとともに、ご家族の介護の休息時間をつくりたい。	H.■■～H.■■	定期的な検査・リハビリテーションのための入院		■大学付属病院□病院	医師 理学療法士 管理栄養士 認定看護師	随時 (10日間程度/3ヶ月)	H.■■～H.■■
			生活に必要な家事等の準備が行える	H.■■～H.■■	ベッド周囲の環境整備 洗濯　掃除等 ※翌日用の紙おむつのセット テルミール寒天を作る （木曜のみ夕食の分） 本人入浴後のお風呂掃除 シャワーキャリーの洗浄 （週1回）		重度訪問介護	（I） （J） （K）	1回/日	H.■■～H.■■
					妻が外出するための留守番 痰の吸引　声かけ等		家族	息子さん(三男)	1回/週	H.■■～H.■■

※1「保険給付の対象となるかどうかの区分」について、保険給付対象内サービスについては○印を付す。
※2「当該サービス提供を行う事業所」について記入する。

6/7

居宅サービス計画書(2)

要介護度　要介護5　　　　　　　　　　　　　　　　　　　　　作成年月日　平成■■■■■■
利用者名　　B　　　殿　　　　　　　　　　　　　　　　　　　作成者　　S

生活全般の解決すべき課題（ニーズ）	長期目標	（期間）	短期目標	（期間）	サービス内容	※1	サービス種別	※2	頻度	期間
日々の変化に対応できるよう連携を密に図ってほしい。上記のサービスの利用で日常生活を活性化させたい	すべての面での機能維持を目指す。	H.■■～H.■■	Aさんらしい望む生活を送るためにできることを連携を図って検討していく。	H.■■～H.■■	家族・ケアチームの連携による支援 サービスの検討や調整	○	居宅介護支援	（S） 居宅介護支援事業所	1回/月 随時	H.■■～H.■■
					障害福祉に関わる相談・助言		行政	（R） 障害相談係	障害者総合支援法	H.■■～H.■■

上記サービスについて説明を受け、内容に同意・受領しました。

※1「保険給付の対象となるかどうかの区分」について、保険給付対象内サービスについては○印を付す。
※2「当該サービス提供を行う事業所」について記入する。

7/7

付　録

週間サービス計画表

利用者名　　A　様

平成27年

	月	火	水	木	金	土	日	主な日常生活上の活動
早朝 6:00								6:30 起床 オムツ交換
7:00								7:00 朝食（経管にて栄養・水分注入・口腔ケア）
午前 8:00								
9:00	訪問入浴(E)		訪問入浴(F)	重訪(K)	(G)訪看（摘便・入浴介助）			
10:00	訪問リハ(H)・PT 10:00〜11:00	(G)訪看（排便・呼吸リハ）	訪問リハ(H)・PT 10:00〜11:00					
11:00	重訪(I)	重訪(I)	訪問介護(M)身0.5		重訪(I)	訪問介護(M)身0.5	重訪(K) 第二日曜は(M)	11:30 オムツ交換・移乗
12:00				(G)訪看（昼食介助）				12:00 昼食（経口）水分介助
午後 13:00		訪問歯科(N)		重度訪問(K)				※車椅子移乗にて離床
14:00	重訪(J)				重訪(K)			
15:00		重訪(K)	重訪(K)			重訪(K)	重訪(K)	
16:00				訪問介護(M)身0.5				16:00 オムツ交換
				(G)訪看（OE法）				
17:00								17:30 夕食（経管にて栄養・水分注入・口腔ケア）
夜間 18:00		訪問マッサージ(L)		訪問マッサージ(L)	訪問マッサージ(L)	訪問マッサージ(L)		
19:00								
20:00	重訪(J)	重訪(J)	重訪(J)	重訪(J)	重訪(J)	重訪(J)	重訪(J)	20:00 オムツ交換
21:00								
22:00								
深夜 23:00	重度訪問検討中	重度訪問検討中	重度訪問検討中				重度訪問検討中	24:00 オムツ交換
0:00								
2:00								睡眠時は酸素療法実施
4:00								
		介護保険	重度訪問介護保険	自費	医療保険			

週単位以外のサービス	訪問診療（C診療所2/月）訪問薬剤管理指導（O）通院（D病院1回〜/3ヶ月） 検査入院と介護者の休息（D病院10日程度/3ヶ月）入院月は自費利用のサービスを介護保険に移行する。 福祉用具貸与（床ずれ防止用具貸与、特殊寝台貸与、特殊寝台付属品貸、P） 重度障害者のためのプール開放教室への参加（5月から11月　1回程度/月　土曜日又は日曜日の12:00〜12:50）

サービス担当者会議の要点

作成年月日

利用者名　B　殿　　　　　居宅サービス計画作成者（担当者）氏名　　（S）
開催日　　　　　　　　開催場所　ご本人様自宅　　開催時間　13:30〜14:30　開催回数　4　回

会議出席者	所属（職種）	氏名	所属（職種）	氏名	所属（職種）	氏名
	ご本人	(B)様	ご家族（妻）	(B)様	(C)（主治医）	先生（欠席：照会）
	(G)訪問看護（看護師）	様	(H)訪問看護ステーション	様	(I)	様
	(K)	様	(M)	様	(J)	様
	(E)入浴	様	(F)訪問入浴	様	(P)	様
	(N)デンタルクリニック(歯科医)	様	(O)薬局（薬剤師）	様	(S)	様

検討した項目	介護保険更新から1年が経過したため ①病院の体制の変化と入院目的について ②　　　　　大学　D　病院退院後のご本人の様子について ③病院でのカンファレンスの日程と参加の可否（　G　訪問看護統括所長　　氏の働きかけで年に一回定期的にカンファレンスの開催を行っていただけるようになりました） ④在宅と入院時のケアの統一 入院時の問題に対する改善のため、共有すべきケア内容の確認と病院にお伝えしたいこと ⑤在宅療養の経過、プールでのリハビリ後の経過（プール・外出の協力体制）
検討内容	①奥様より説明 病院の体制：次回入院から担当病棟がシャッフルになる。発症から10年であり病状は進行したが、主治医とリハビリ医との連携で経過を見たいとのこと。在宅リハが非常に頑張ってくださっており、先生も毎回入院のたびに良いケアが出来ていると評価してくれている。病院でのリハビリを強化するため、月を跨いで入院しリハビリ科のSTを手厚く入れていく。 ※入院目的：全身的な検査とリハビリ、レスパイト。 ※入院中は担当看護師が変わるので初めての人に緊張する夫が安心してケアを受けられるアドバイスが欲しい。 ②口の怪我あり。鼻の横のほくろ→基底細胞癌の疑いあり。治療方針：細胞診もかねて全部取る→まだ決断できていない（奥様） ケアの際に鼻の横になるべく手が当たらないように配慮する。 病室で車椅子座位で一人ぼっちで放置されていた。奥様が看護師に抗議したところ、「人目についても良いのですか」と言われた。■入院中に自費で訪問している、ヘルパーにも確認したら一人でぽつんと居たとのこと→安全が第一です。しっかり看て欲しい。 褥瘡認定看護師に関わっていただき、看護師にオムツのあて方、ポジショニングの指導を行ってもらうことを試みたが、今まで行っていたオムツのあて方について理論上多すぎる、減らしたいということで実際に行ってみたが、かなり漏れてしまい洗濯物が増大。総括もできていない。ポジショニングのクッションも多すぎると仕舞われてしまった。退院後、在宅に戻った際に緊張が強くなっている状態。右足も緊張で出てしまうようになった→指導が十分でない。オムツやクッションを減らしたのならそれをカバーできる補填を考えて欲しい。在宅の現場で5年、このやり方で行ってきて褥瘡もないので、どのようにお伝えしたら分かってもらえるのかが課題。 血圧の不安さ、顔色、体力低下には問題なかった。

103

サービス担当者会議の要点

作成年月日 ■■■■

③5/25（月）入院日に開催予定　（開催時間は未定）　6/5退院予定
出席予定者：（G）訪問看護（統括所長：　様、看護師：　様）（H）リハビリ（OT：　様、ST：　様）
訪問介護：（K）（　　様）（M）介護（　　様）（J）（　　様）（I）（　　様）
（F）訪問入浴（　　様）（P）福祉用具（専門相談員：　様）（介護支援専門員：S）

欠席予定者：
その他未定です。

④⑤
奥様：上記と併せ、手探りで進んでいる、あきらめない、回復を強く望んでいる。コミュニケーションが取れるまで一緒に頑張って欲しい。6月からスイミング開始。音楽会、温泉療法、お花見等の外出も行っていきたいので在宅ヘルパーさんにも協力をお願いしたい。

（C）診療所、■■■■先生：多忙のため欠席（照会）。いつも大変お世話になっています。今後とも宜しくお願い致します。

（N）デンタルクリニック、■■■■先生：他院にて診療中のため欠席（照会）。日常の口腔ケアに関してはご家族の献身的な介入により良好な状態を維持できていますが、嚥下機能維持の為のリハビリに関しては週1回程度の継続的な介入が必要であると考えます。

訪問看護：唇の傷が酷く、残念だった。車椅子に座りっぱなしで一人でいた。奥様の気持ち幾許かだったかと思う。在宅でどのように大事に連携していてご本人も頑張っているか、奥様と在宅チームの思いを伝えたい。口から食べること、回復のためにどのようにチームで連携して行っているか、プールに行くことで具体的にあった効果等、伝え方、伝えていくことにも■■■■統括所長の力を借りて、病院ともうまく連携を取れるようにしていきたい。

リハビリ：（ST）退院後、声を出したり等の反応は聞けた。口腔ケアに大しても嫌だという反応をしっかりされていた。呼吸が抑制されることが多いので抑制されないようにもって行く事が一番の問題。胃管への残置は避けてください。
（OT）離床中心に行っている。うつ伏せ（肺炎予防）とリフトを使用しソファーへの座位訓練を行い、頸を正中の位置にし、骨盤を起こした状態にしている。体位を変えることで筋肉を緩めている。関節に負担をかけないようにポジショニングを行っている。プール後はかなり緊張が和らぎ、股関節も深くまで曲がります。
（PT）体位変換と離床、側臥位、ソファーに座位を行い、刺激を入れて緊張緩和を図っている。右上肢の緊張緩和がみられている。
左の足底がしっかり着くようになった。

サービス担当者会議の要点

作成年月日 ■■■■

訪問介護：（M）様→リハビリの後は身体も軟らかく表情も良い。リハビリの効果を実感している。ご本人、耳から入ってくる情報はしっかりわかっているので声掛けをしっかりしてください。また、自分の嫌なことはご本人、しっかり伝えています。ケアする側が表情をしっかり受け取って欲しい。
（I）様→プールに行く前と出た後の身体の動き、こんなに違うのかとびっくりしている。また春から開始されるので、血圧が安定して望めるようにきちんと対処していきたい。プール、外出等、極力お手伝いしたいです。※奥様より：朝鮮人参の摂取とスープに生姜を入れている。血圧が安定し体温も上がっています。
（J）様→ケアに入ってもう少しで一年が経過する。最初は緊張が強かったが、今はコミュニケーションを大事にして行いだいぶ良くなっている。ズボンひとつ脱ぐにしてもお声掛けで膝下からあげてくれることや、足首を動かして協力動作してくれる。お声掛けが一番大事です。
（K）様→プール後は緊張が取れています。

訪問入浴：入院中はシャワー浴のみとのこと。自費対応で病院への訪問が可能か調べます、可能であれば行きます。一番大事なのは声掛けです。ご本人にわかってもらってから触ることが大事です。触りながらの声掛け（声掛けとケアと同時）は駄目です。ベテランになってくるとそうなり易い。そこが大事です。

福祉用具：　　　　に入れ替えて介護負担の軽減ができている。操作もしっかり伝えて行えています。体圧分散がしっかり出来ており、ベッドの傾きで視野を広げての座位保持ができています。エアマット（　　　　）高機能の物が入っています。ポジショニングが一番大事になっていますのでよろしくお願いします。痩せてきているとの意見もあり、常に褥瘡のリスクを検討しながら選定していきます。

結論	居宅サービス計画書（原案）により説明を実施、変更箇所なく同意・署名捺印を頂き、居宅サービス計画書（本案）とした。 ご家族、主治医、ケアチームが一丸となり、なにより機能維持とコミュニケーションの確立のために日々ケアにあたっていく。 安定した在宅生活の継続と心身機能の維持向上のため、今後も元気なときに過ごしてきた生き方を大事に介護保険サービスの他、医療保険サービス、障害福祉サービス（重度訪問介護）、自費サービスを利用しケアチームで連携を密に図り支援していく。 また、日々の変化に対応できるようしっかりと状態観察を行い、安心してケアを受けていただけるように密に声かけを行い五感を刺激して脳を動かしていく。在宅・病院のケアチームでケアの統一等の連携を図り、ご本人が安全に安楽に入院生活にて検査やリハビリが受けられ、奥様が安心して休憩できる体制を作っていく。
残された課題 （次回の開催 時期）	入院時の問題改善について 病院と在宅とのケア内容のすり合わせ、連携について プール・外出へのヘルパー支援について（重度訪問） <div align="center">（必要時、随時開催していく）</div>

付　録

■ 事例の概要【様式】③

【事例のタイトル】
人工呼吸器をつけても在宅生活を望む利用者とそれを支える妻の事例（筋萎縮性側索硬化症）

【利用者のプロファイル（年齢・性別・疾患など身体状態など）、家族状況、資源など】
C氏　70歳代、男性、要介護5、筋萎縮性側索硬化症（ALS）。瀬戸内海の島で生まれ育つ、公務員として定年まで勤務し、退職後は地域のボランティア活動（小学生の通学見守りパトロール）を行う。団地の戸建て（持家）に住み、年金暮らしである。170cm 50kg、在職中から市民農園を借り野菜を育てるのが趣味だった。性格は真面目で何事にも完璧を目指す。20代で結婚し、3人の娘に恵まれる。妻とは共働きでお互いに干渉することなく暮らしてきた。3人の娘は嫁ぎ、現在は夫婦2人暮らしである。69歳でALSを発症した。当初から本人が積極的に資料を調べ、患者会に参加し、自ら地域包括支援センターに出向いて自費ベッドを借りる等全て自分で決めてきた。胃瘻、喉頭気管分離を行い、在宅酸素、人工呼吸器を使用している。毎月レスパイト入院を利用している。妻に対しては、一を聞いて十を知る完璧な対応を求め、妻が応じきれないと厳しく叱責する一面がある。

【事例の概要（事例の特徴）】
几帳面で厳格な利用者は生きることに必死で、難病と立ち向かうべく研究を怠らず努力している。
同じ努力を主介護者（妻）にも強要するが、おっとりした妻が夫の求めるレベルに達しない場合には厳しく叱責する。喉頭気管分離した病院からは「介護者がもたない、在宅は無理、長期入院だろう」と思われていたが、24時間365日対応の訪問診療専門医が主治医になり、24時間体制の訪問看護が介入し医療面をフォローし妻は痰の吸引、人工呼吸器の操作等を習得した。メンタル面では臨床心理士と面談する事で、本人と妻の気持ちの整理を行い現在も在宅生活が継続されている。病状が進行し人工呼吸器を常時装着するとサービス提供事業所の受け入れが難しくなり、障害福祉サービスの利用を検討している。

【利用者の希望・要望】	【アセスメント内容】	【生活の目標】
●病気の進行が辛い。 ●思うようにならない事に苛立ちを感じる。 ●いろいろな可能性を考えてくれる皆さんが生きる糧になっている。 ●生きることをあきらめたくない。	①健康状態（人工呼吸器、痰の吸引、胃瘻からの栄養）呼吸機能の低下もあり、緊急時対応が必要。 ②コミュニケーション能力（発語・筆談困難）意思伝達装置の工夫が必要。 ③ADL／全介助／2人で移動が望ましい。 ④介護力／妻が1人で介護し1時間おきに起こされる。	●自宅で暮らしたい。 ●自分の命を大事にして精一杯生きたい。 ●些細な事でも自分の希望を伝えたい。 ●自宅だけではなく外出し人と関わりたい。 ●妻にも元気でいてもらいたい。 ●大好きなお風呂に入りたい。

【ケアプランの特徴】
ADLが急速に変化する。関わって1年半（要支援1→要介護1→要介護3→要介護5）ケアプランは5回書き換えた。病気の進行に遅れないように、主治医の往診に同行するように努め、頻回にアセスメントした。人工呼吸器を装着するようになると、介護保険サービスだけでは不足し、障害福祉サービスを利用するため相談支援専門員にもチームに加わってもらった。現在、サービス担当者会議に参加する職種や人数が多数（20名以上）になり介護保険制度を超えた多くの専門職で支えている。

【評価（利用者の満足度・チームや地域資源の評価・自身の介入に対する評価など）】

〈利用者の満足度〉多くの専門職がかかわることには満足している。自分の思い通りにすべてが進まないので不満もある。

〈チームや社会資源の評価〉それぞれの専門性が発揮され、多職種がかかわりチームとして十分な機能を果たしている。

人工呼吸器を付けた時点で、介護保険のサービス提供事業所からの受け入れが難しくなり、利用できるサービスが限定された

〈自身の介入に対する評価〉多職種と連携する力がある。先を見通し切れない所は改善すべき課題である。

【難病のケアマネジメントで特に困ったこと（課題）】	【難病のケアマネジメントで特に工夫・留意したこと】
● 病気の進行が速く、利用者の身体状況の変化が著しい。 ● 介護保険サービスではサービスの量、内容共に足りず障害福祉費サービスの導入が必要となったが、障害分野の知識が乏しい。 ● 本人の意向がわかりにくい。コミュニケーションが取りにくい、時間がかかり、本人を苛立たせてしまう。 ● 妻への叱責、妻の精神面のフォローが必要であった。	● 頻回に訪問し主治医の往診に同行しアセスメント実施し、1年半で5回ケアプランを変更した。 ● 知人に信頼できる障害相談支援専門員を紹介してもらい障害分野の相談に乗ってもらう。制度間の垣根を低くする取り組みを行政と共にしていきたい。 ● 言語聴覚士にコミュニケーションの手段を検討してもらう。透明文字盤→Iパッド→レッツチャット状態に応じてツールを変えていく。 ● レスパイト入院中の病院を毎月訪問し1対1で時間をかけて利用者の思いを聞きとる。 ● 臨床心理士を面談に同行してもらい、妻や娘に対応の仕方や気持ちの整理のつけ方を話してもらった。訪問看護、訪問介護関わる職種が妻の話を傾聴しねぎらう。

第 1 表	居宅サービス計画書(1)	印刷日 ▮▮▮▮▮▮▮

作成年月日 ▮▮▮▮▮▮▮

初回・紹介・⟨継続⟩　⟨認定済⟩・申請中

利用者名　　C　　様　生年月日　昭和18年▮▮▮▮▮▮　住所▮▮▮▮▮▮▮▮▮▮▮▮▮▮

居宅サービス計画作成者氏名　　　　　▮▮▮▮▮▮▮▮▮▮

居宅介護支援事業者・事業所名及び所在地　▮▮▮▮▮▮▮▮▮▮▮▮▮▮　▮▮▮▮▮▮▮▮

居宅サービス計画作成（変更）日　平成27年　初回居宅サービス計画作成日　平成26年08月▮▮

認定日　平成27年▮▮　認定の有効期間　平成27年03月▮▮　～　平成28年03月▮▮

要介護状態区分	要介護1 ・ 要介護2 ・ 要介護3 ・ 要介護4 ・ ⟨要介護5⟩
利用者及び家族の生活に対する意向	利用者：病気の進行が辛い。思うようにならないことに苛立ちを感じる。いろいろな可能性を考えてくれる皆さんが生きる糧になっている。生きる事をあきらめない。 主介護者（妻）：自分を責めてやるせない気持ちになる。自分が倒れたら元も子もないので体をいたわりつつできるだけ主人が家に居たいなら居られるようにしてあげたい。
介護認定審査会の意見及びサービスの種類の指定	
総合的な援助の方針	生きる事に必死で向き合っておられるC様を専門性を持った多職種で支援します。 勘を働かせ、意思が伝わるようにご本人もかかわるものも努力します。 緊急連絡先：▮▮▮▮▮▮▮▮▮▮▮▮▮▮▮▮ 緊急連絡先：▮▮▮▮▮▮▮▮▮▮▮▮▮▮▮▮
生活援助中心型の算定理由	1.一人暮らし　　2.家族等が障害、疾病等　　3.その他（　　　　　　　　　　　　　）

同意欄　　　居宅サービス計画について説明を受け、内容に同意しましたので受領します。　説明・同意日　　　　年　月　日
　　　　　　　　　　　　　　　　　　　　　　　　　　　　　　　　　　　　　署名・捺印　　　　　　　　　印

- 1 -

R-CPZ-0110-0001

付　録

第2表　居宅サービス計画書(2)

利用者名　C　様

生活全般の解決すべき課題（ニーズ）	長期目標	(期間)	短期目標	(期間)	サービス内容	※1	サービス種別	※2	頻度	期間
難病を抱えていても自宅で暮らしたい	自宅で暮らせる　自分の命を大事にして、精一杯生きたい	H27.12.■～H28.03.■	・呼吸ができる　・夜眠れる	H27.12.■～H28.03.■	人工呼吸器・在宅酸素を使用する、入退院に対応する、トラブルに対処する		酸素業者	■■■	適宜	H27.12.■～H28.02.■
					痰の吸引をする、人工呼吸器・酸素の調節を行う		家族	妻・娘(適宜)	毎日	H27.12.■～H28.02.■
							訪問看護（医療）	■■■	週2回　週3回	〃
			・月2回診察を受けられる　・服薬できる　・質問に回答がもらえる	H27.12.■～H28.02.■	往診して診察する、病気や薬・医療器具の説明をする、利用者・家族が不安になった時にすぐに回答する		主治医	■■■	月2回	H27.12.■～H28.02.■
					利用者・家族の相談にのる、医師の指示で必要な処置を行う		訪問看護（医療保険）〃	■■■	週2回　週3回	H27.12.■～H28.02.■
					適切な剤型の薬をお届けし服用法を説明する	○	居宅療養管理指導	■■■	月2回	H27.12.■～H28.02.■
			必要な栄養（1日1425kcal）を摂れる	H27.12.■～H28.02.■	栄養剤を処方する		主治医	■■■	月2回	H27.12.■～H28.02.■
					胃瘻の注入を行う		家族	家族	毎日3回	H27.12.■～H28.02.■
			口からコーヒーを飲める	H27.12.■～H28.02.■	口からコーヒーを入れる		家族	妻	毎日	H27.12.■～H28.02.■
					口の中を綺麗にする		家族	妻	毎日3回	H27.12.■～H28.02.■
							訪問歯科診療	歯科医院	月2回	H27.12.■～H28.02.■
			本人の希望する時、週2～3回はお通じがある	H27.12.■～H28.02.■	浣腸、摘便を行う		訪問看護（医療）〃	■■■	適宜	H27.12.■～H28.02.■

※1「保険給付の対象となるかどうかの区分」について、保険給付対象内サービスについては○印を付す。
※2「当該サービス提供を行う事業所」について記入する。

第2表　居宅サービス計画書(2)

利用者名　C　様

生活全般の解決すべき課題（ニーズ）	長期目標	(期間)	短期目標	(期間)	サービス内容	※1	サービス種別	※2	頻度	期間
自分の意思を伝えたい	些細な事でも自分の希望を伝えられる　自分の人生は自分で決めたい	H27.12.■～H28.03.■	レッツチャットを使い、自分の思いを伝えられる	H27.12.■～H28.02.■	先を見越して意思伝達装置を紹介する、右手親指でレッツチャットが押せるように改良する	○	訪問リハビリテーション	■■■	週1回	H27.12.■～H28.02.■
							病院言語聴覚士	■■■	月1回	〃
					その時に応じた意思伝達装置を支給する		情報・意思疎通支援用具支給（障害）	■■■	適宜	H27.12.■～H28.02.■
			利用者の言いたいことが当てられる	H27.12.■～H28.02.■	勘を働かせる		関わる全ての人	家族、医師、看護師、ヘルパー、ケアマネ等	毎日	H27.12.■～H28.02.■

※1「保険給付の対象となるかどうかの区分」について、保険給付対象内サービスについては○印を付す。
※2「当該サービス提供を行う事業所」について記入する。

第 2 表　居宅サービス計画書(2)

印刷日　■■■■■■
作成年月日　■■■■■■

利用者名　C　　　様

生活全般の解決すべき課題（ニーズ）	目標				援助内容				
	長期目標	（期間）	短期目標	（期間）	サービス内容	※1	サービス種別	※2	頻度	期間
人と関わりたい外に出かけたい	自宅から外（デイ、近所、病院等）に行くことができ、人と関わることができる	H27.12.■〜H28.03.■	体のこわばりを軽くする	H27.12.■〜H28.02.■	筋肉をほぐす、痺れにくい体位を工夫する	○	訪問リハビリテーション　訪問マッサージ　病院療法士	■■■　■■■　■■■	週1回　週2回　月1回	H27.12.■〜H28.02.■
			ベッドから起き上がれる	H27.12.■〜H28.02.■	特殊寝台、特殊寝台付属品を利用し起き上がりを助ける	○	福祉用具貸与	■■■	適宜	H27.12.■〜H28.02.■
			自宅から外に出る	H27.12.■〜H28.02.■	身体にあった車椅子を調整する	○	福祉用具貸与	■■■	適宜	H27.12.■〜H28.02.■
			■ALS協会の交流会に参加する		段差解消後、スロープを使用し自宅から外に出る	○	福祉用具貸与	■■■	適宜	H27.12.■〜H28.02.■
					着替え、準備、移動、昇降機の操作を介助する		訪問介護	■■■	適宜	H27.12.■〜H28.02.■
						○	〃	■■■	〃	〃
					目的地までお連れする		介護タクシー	■■■	適宜	H27.12〜H28.02.■
					社会参加のための外出に同行する		■■移動支援事業（障害）	■■■		H27.12.■〜H28.02.■
			外出先が見つかり人と交流できる　気分転換ができる	H27.12.■〜H28.02.■	人工呼吸器をつけて行ける場所を探す	○	居宅介護支援　障害者生活支援センター	■■■　■■■	適宜　〃　〃	H27.12.■〜H28.02.■　〃

※1「保険給付の対象となるかどうかの区分」について、保険給付対象内サービスについては○印を付す。
※2「当該サービス提供を行う事業所」について記入する。

R-CPZ-0120-0001

第 2 表　居宅サービス計画書(2)

印刷日　■■■■■■
作成年月日　■■■■■■

利用者名　C　　　様

生活全般の解決すべき課題（ニーズ）	目標				援助内容				
	長期目標	（期間）	短期目標	（期間）	サービス内容	※1	サービス種別	※2	頻度	期間
少しでも長く自宅で暮らせるように妻に休みをとってもらいたい	本人も妻も気分転換ができ、新たな気持ちで自宅の生活を送れる	H27.12.■〜H28.03.■	妻が体を休められる　必要な治療が受けられる	H27.12.■〜H28.02.■	入院して意思伝達装置の練習をする、集中的にリハビリをする		レスパイト入院	■■■	月1回	H27.12.■〜H28.02.■
					無理のない範囲で泊まりに来て母を手伝う		家族	長女、次女、三女	週1回	H27.12.■〜H28.02.■
お風呂にゆっくりつかりたい	大好きなお風呂に入る　清潔に暮らせる	H27.12.■〜H28.03.■	湯船にはいれる　体を洗ったり、髪を洗ったりできる	H27.12.■〜H28.02.■	ゆっくり湯船につかる、洗髪・洗身を介助する	○	訪問介護入浴	■■■	週3回	H27.12.■〜H28.02.■
						○	〃	■■■	適宜	〃
					清拭、洗髪、足浴などを行う	○	訪問介護　訪問看護（医療）〃	■■■　■■■　■■■	週5回　週3回　週2回	H27.12.■〜H28.02.■　〃　〃
					床ずれ防止用具を利用し身体の重みを分散させる	○	福祉用具貸与	■■■	毎日	H27.12.■〜H28.02.■

※1「保険給付の対象となるかどうかの区分」について、保険給付対象内サービスについては○印を付す。
※2「当該サービス提供を行う事業所」について記入する。

R-CPZ-0120-0001

付　録

| 第 3 表 | | | | 週間サービス計画表 | | | 印刷日 ■■■■ |
| | | | | | | | 作成年月日 ■■■■ |

利用者名　　　C　　様　　　　　　　　　　　　　　　　　　　　　　　　　　　平成27年12月より

		月	火	水	木	金	土	日	主な日常生活上の活動
深夜	4:00								
早朝	6:00								胃瘻注入
午前	8:00								
	10:00	10:00〜12:59 身体介護6 ■■		09:30〜10:00訪問歯科 10:00〜12:59 身体介護6 ■■		10:00〜12:59 身体介護6 ■■	10:00〜12:59 身体介護6 ■■		胃瘻注入
午後	12:00				12:30〜15:29 身体介護6 ■■				
		13:20〜14:20 訪問リハ ■■				13:30〜14:00 訪問マッサージ			
	14:00					15:30〜16:29 訪問看護			
	16:00			16:00〜16:59 訪問看護					胃瘻注入
		17:00〜17:59 訪問看護	17:30〜18:00 訪問マッサージ	17:00〜18:00 訪問リハ				17:00〜17:59 訪問看護	
夜間	18:00								
	20:00								
深夜	22:00								
	24:00								
	2:00								

| 週単位以外の サービス | 【特殊寝台貸与・スロープ貸与・移動用リフト貸与・特殊寝台付属品貸与・床ずれ防止用具貸与】ライフケア■■■■支店、【車いす貸与】■■
訪問看護
訪問入浴 |

- 1 -

R-CPZ-0130-0001

サービス担当者会議の要点

作成年月日 ■■■■

利用者名　　　C　　様　　　　　　　　　　　サービス計画作成者氏名（担当者）

開催日　平成27年12月■■■■　　開催場所■■ご自宅　　　開催時間■■　開催回数　6回　次回開催時期

会議出席者	所属（職種）／氏名	所属（職種）／氏名	所属（職種）／氏名
	本人 ■■様	関係者 ■■様（妻）	関係者 ■■様（長女）
	関係者 ■■様（次女）	関係者 ■■様（三女）	■■様（主治医）
	■■歯科医院 ■■様（歯科医師）	■■■■様（看護師）	■■訪問リハビリ ■■様（言語聴覚士）
	■■様（理学療法士）■■■■	■■様（訪問看護師）	■■通所リハビリテーション ■■様（所長・看護師）
	■■通所リハビリテーション ■■様（生活相談員）	■■様（担当ヘルパー）	訪問介護事業所■■様（サービス提供責任者）
	㈱■■■■酸素■■営業所 ■■様（主任）	■■様（マネージャー）	■■様（福祉用具専門相談員）
	■■様（福祉用具担当者）	■■■■様（看護師）（障害）	■■様（介護支援専門員）
検討した項目	①参加者自己紹介 ②主治医からの症状説明（昼間も人口呼吸器をつけるようになった） ③検討課題 1）外出先をどうするか？（介護保険デイケア→障害デイサービス？） 2）今後のサービス内容、留意点など 3）今後の■医療センターの入院期間について ④利用者、主介護者（妻）協力者（娘様たち）からの意向の確認		
検討内容	①参加者自己紹介実施　■■■■から会議の目的を紹介（日中も人工呼吸をつけるようになり、介護保険デイケア→障害制度のデイサービスに変更） ②主治医からの症状説明 ■■■■医師「1年前に初診、移動可能だった。口頭気管分離、夜間呼吸器装着、昼間でも酸素が下がるようになり日中も呼吸器をつけている。安全の為にもつける時間を増やすことをお勧めした。通所が難しくなり今後どうしていくか、検討したい」 ■■■■歯科医師「月2回往診。妻が丁寧に磨いている。口腔内は良好に保たれており今後も感染予防に努めていく」		

- 1 -

サービス担当者会議の要点

作成年月日 ▨▨▨▨

利用者名　C　様　　　　　　　　　　　　サービス計画作成者氏名（担当者）

開催日　平成27年12月▨▨▨　開催場所▨▨ご自宅　　開催時間▨▨　開催回数　6回　次回開催時期

検討内容	③検討課題 1) 人工呼吸器をつけていける介護保険で受け入れ可能な通所がない。本人は前向きで外出したいと思っている。何が問題か？ ▨▨▨デイケア▨▨▨看護師「立つことができない。全介助。寝たままの入浴方法でない。実際の入浴はカバーをしていた。呼吸器をつけるとアンビューを準備するが送迎に看護師が同席しない。▨▨▨氏は対応できるが、看護師が同乗するとデイの看護師が不在になる。介護士が対応する場合、訓練を受けていない、経験がないので呼吸器が故障したり、本人の状態が変化した時に対応できない。いざとなれば▨▨▨が主治医なので安心だが、病院として施設として受け入れできない。個人的には皆が受けたいと思っているが申し訳ない」 呼吸器をつけても行ける通所を▨▨▨さんや▨▨▨さんに問い合わせた。 3か所候補がある①▨▨▨（▨▨▨）②▨▨▨重度心身障害者施設（送迎なし、家族対応）③▨▨▨（▨▨▨、片道50分かかる） 現実的なデイは、訪問看護▨▨▨と同系列の▨▨▨にある障害者デイサービス▨▨▨。 ▨▨▨看護師「支援学校を出た脳性麻痺、筋ジストロフィー、脊髄損傷などの重度の方が利用する、お風呂は寝たまま入れる浴槽で呼吸器をつけたまま入れる。定員は20名だが毎日9名程度、看護師2名。リハビリは1/週は必ずある（PT、OT、STがいる）。リフト式の車で送迎するがどのくらいコンパクトに必要なものを車いす周辺に取り付けられるかが課題。距離は10kmはない。一人を送迎すると効率が良くないので▨▨▨市の利用者を迎えに行った後に寄ればバイパス経由で15分くらいで行ける」 　　　　「準備は▨▨▨が行うので問題なし」 ▨▨▨氏「車いすは電動ではなくなった。下に棚を取り付けて人工呼吸器、吸引器、ボンベをおけないかメーカーに依頼中、図面を書いて配置を決める」 　　　　「呼吸器をつけてルームエアで行けると酸素は不要かもしれない」→▨▨▨医師「確認しておく。全部使えるように作る方が良い」 　　　　「ボンベは移動のみ、濃縮器をデイにおけば荷物が減る」 ▨▨▨氏「若い人が多く、にぎやかな雰囲気だが大丈夫か？」→次女「大丈夫だと思う。いろいろとコミュニケーションをとって欲しい」 ▨▨▨医師「小学生の通学パトロール等いろんな世話をしてきた方だから社会交流は大丈夫」 　　　　「障害者デイに行くには障害区分が必要、▨▨▨さんに聞き手続きをする」 ST「レッツチャットをよりうまくできるようにスイッチをいろいろと試している。各事業所からも使いやすさや使いにくさを教えてほしい」 ▨▨▨看護師「週2回訪問、便の調整を行う。本人の思いを聞いて浣腸実施、ポータブルトイレには移乗していない。レッツチャットで訴えを聞く」 ▨▨▨PT「8月から担当、足の運動、伸展は力強い。ベッド上での運動が主なパルサーでの呼吸器リハビリ実施、右肺に痰が溜まりやすい」 ▨▨▨氏「月水金コミュニケーションを取りながら穏やかに過ごしてもらう全身清拭、更衣、陰部洗浄、移動しては二人介助、一人介助でもできる可能性があるか？呼吸器をつける。故障した時や、容体が変わったときを考えるとヘルパー二人では不安が大きい、家族に同席してほしい」 呼吸器をつけたら外出時は家族が付き添うか？→「呼吸器をつけたら家族が付き添う」と参加者から発言あり。 ▨▨▨氏「以前より訴えが弱くなった。コミュニケーションをもっと取りうまく関わりたい。男性ヘルパーだと介護は大丈夫。女性ヘルパーだと妻の助けが必要、いらだってもすぐに笑顔になる」 ▨▨▨氏「住宅改修はいつでも取りかかれる。ベッド、エアマット、スロープ、昇降機のメンテナンス異常なし」 　　　　「レスパイト入院は今まで1か月に10日程度、年末年始に▨▨▨まで予約頂く」 ▨▨▨氏「▨▨▨では外出を行う。▨▨▨まで行くこともあるが体力的にどうか？」 　　　　「▨▨▨医療まで行っているので時間が分からないが、大丈夫だろう」 ▨▨▨ヘルパー「移動支援で外出した初回は三人介助でトイレで排泄、2回目はオムツにしパット交換を行った」 ▨▨▨看護師「80〜100kgの利用者がいるので移乗は大丈夫。キャラバンに乗せていく。医療依存度の高い人はマットに寝てもらう」

- 2 -

サービス担当者会議の要点

作成年月日 ▨▨▨▨

利用者名　C　様　　　　　　　　　　　　サービス計画作成者氏名（担当者）

開催日　平成27年12月▨▨▨　開催場所▨▨ご自宅　　開催時間▨▨　開催回数　6回　次回開催時期

結論	▨▨▨PT「リフトを2種試したが、新しいスライド式も試してみる」 ▨▨▨氏「ヘルパーならリフトがあれば一人介助で大丈夫と思う」移乗は今後の課題 身長が高く湯船の縁に足が当たるので湯船が長い事業所に訪問入浴を変更する（▨▨▨→▨▨▨） 妻「ベッドに寝ているばかりで寝たきりになってしまった。自分の力では介護が難しい。起こしてあげたい。外も散歩したりさせてあげたい」 長女「皆さん、ありがとうございます。父は一生懸命生きたい気持ちが強い。主張も強い。皆さんの思いはわかっていて生きる気力になっていると思う。いろいろな可能性を考えてくれる皆さんの協力に感謝している。自分一人ではなくこれからの生きる糧になる。家族では感情的になり行き詰まることもあるが、これからも宜しくお願いします」
残された課題	・障害者デイサービス▨▨▨の体験▨▨▨実施　介護タクシーで送迎し、妻が同行する ・障害区分の取得▨▨▨区役所に問い合わせて障害のデイを利用する根拠を説明し、障害区分をとる（1〜2か月かかる） ・車いすの工夫（呼吸器、吸引器、酸素をまとめて乗せる）（レッツチャットも乗せる） ・ベッド⇔車いすの移乗にリフトを試す

- 3 -

110

著者一覧

氏名	所属
小森哲夫	独立行政法人国立病院機構　箱根病院　神経筋・難病医療センター
南　幸子	神奈川歯科大学短期大学部看護学科
平岡久仁子	帝京平成大学
齊藤眞樹	社会医療法人仁生会　西堀病院　地域包括支援部・企画室
石山麗子	東京海上日動ベターライフサービス株式会社
原口道子	公益財団法人　東京都医学総合研究所
井上優子	有限会社　長沢赤羽調剤薬局
吉田京子	社会福祉法人うらら　すまいるプラス居宅介護支援事業所
岸川映子	有限会社　GRACE　AGE　井口台介護ステーション

難病ケアマネジメント
研修テキスト

定価はカバーに表示しています

平成 28 年 6 月 17 日　初版発行

発行者　髙　本　哲　史
発行所　株式会社　社会保険出版社
　　　　本　　社　〒101-0064　東京都千代田区猿楽町 1-5-18
　　　　　　　　　☎ 03（3291）9841（代）
　　　　大阪支局　〒541-0059　大阪府大阪市中央区博労町 4-7-5
　　　　　　　　　☎ 06（6245）0806
　　　　九州支局　〒812-0011　福岡県福岡市博多区博多駅前 3-27-24
　　　　　　　　　☎ 092（413）7407

Ⓒ ㈱社会保険出版社 2016　不許可複製・禁無断転載

実務書籍のご案内

難病患者のホームヘルパーを目指す方や養成研修担当者必携の一冊です！

難病法施行後の 難病患者等ホームヘルパー養成研修テキスト

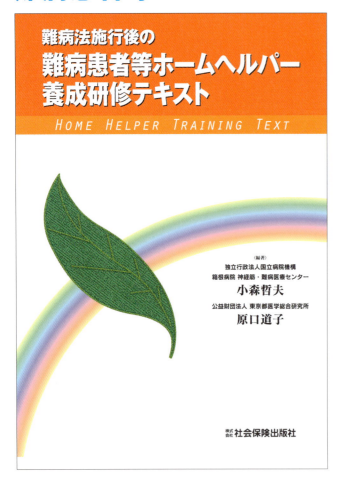

11016
- A4判／144頁カラー
- 2016年4月発行
- 編著／
  小森哲夫（独立行政法人国立病院機構 箱根病院 神経筋・難病医療センター）
  原口道子（公益財団法人 東京都医学総合研究所）
- 定価　本体1,800円＋税・送料別
- ISBN 978-4-7846-0294-0

新版 難病法対応！

【掲載項目】
- 第1章　難病入門
- 第2章　難病の基礎知識Ⅰ 難病のホームヘルプとは
- 第3章　難病の基礎知識Ⅱ
- 第4章　難病患者の心理及び家族の理解
- 第5章　難病患者の心理的援助法
- 第6章　難病患者の介護の実際
- 資　料

難病法の施行により全面改訂！
生まれ変わった『難病患者等ホームヘルパー養成研修テキスト』

　本書は「難病患者等ホームヘルパー養成研修事業」のカリキュラムに沿ったテキストとして、平成8年の発刊以来20年にわたり、皆様の高い支持をいただいてきたロングセラー書籍です。今回、「難病の患者の医療等に関する法律（難病法）」の施行を受け、全面改訂しました。

【本書の特徴】
　新版に際し、難病患者に対するヘルパーとして持つべき視点や新たに対象が増えた難病について知っておくべき医学的知識、また症状を知った上で行う介護の注意点、患者と家族の心の動きとその援助など、事例も交えて実際がわかるように解説しています。さらに、近年、難病ホームヘルパーに患者・家族から喀痰吸引の行為への期待が高まっており、喀痰吸引を安全に実施するための研修等についても掲載。
　これから難病患者のホームヘルパーを目指す方や養成研修担当者必携の一冊です。『難病ケアマネジメント研修テキスト』と共にご活用ください。

難病対策の基礎となる書

　難病医療費助成制度により新たに指定された難病306疾病について、その概要・要件等について解説しました。難病指定医研修の際のサブテキストとして、医療機関での医師・看護師・コメディカルの資料として必携の書です。

指定難病テキスト（第1次実施分）
概要から診断基準まで110の疾病

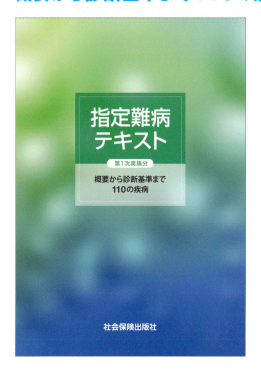

11711
- ■A4判／392頁本文2色
- ■平成27年3月発行
- ■定価　本体4,200円＋税・送料別
- ■ISBN 978-4-7846-0280-3

- ●平成27年1月1日から施行された「難病の患者に対する医療等に関する法律」に基づき医療費助成の対象となった110の指定難病について、概要、診断基準などを収載
- ●指定難病検討委員会等の関連資料を収載

主な内容
・平成27年1月に医療費助成の対象となった110の指定難病を網羅
・各疾病の「概要」「原因」「症状」「治療法」「予後」「診断基準」「重症度分類」を収載
・参考資料として従来の特定疾患56疾病と指定難病の疾病名対比表、本法律における難病の定義、指定難病の要件、認定基準についての考え方などの資料を収載

指定難病テキスト（第2次実施分）
概要から診断基準まで196の疾病

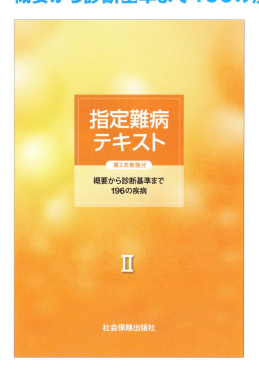

11802
- ■A4判／632頁本文2色
- ■平成27年11月発行
- ■定価　本体5,400円＋税・送料別
- ■ISBN 978-4-7846-0289-6

- ●平成27年1月1日から施行された「難病の患者に対する医療等に関する法律」に基づき、7月より医療費助成の対象となった196の指定難病について、概要、診断基準などを収載
- ●指定難病検討委員会等の関連資料を収載

主な内容
・平成27年7月から医療費助成の対象となった196の指定難病を網羅
・各疾病の「概要」「原因」「症状」「治療法」「予後」「診断基準」「重症度分類」を収載
・参考資料として本法律における難病の定義、指定難病の要件、難病医療費助成制度、第2次実施分に関する検討結果などの資料を収載

介護給付費請求業務担当者必携の書

11812
平成27年4月版
介護事業所のための
介護給付費請求の手引き

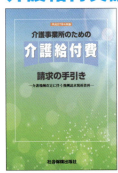

平成27年4月の介護報酬改定に伴う、介護報酬算定に関する情報や、請求業務に欠かせない情報を網羅。請求様式に合わせた解説により、介護請求事務を円滑に行うための必読の書。平成27年4月版は、サービスコード表がCD-ROMとなります。

- ■A4判／877頁2色／CD-ROM付
- ■ISBN 978-4-7846-0281-0

本体 4,400円＋税

国保制度のすべてがわかる担当者必携の書

11244（年度版）
国保担当者ハンドブック 2016
（平成28年6月発行）

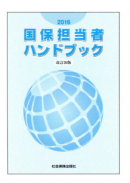

国保制度の概要や国庫補助金等を詳しく解説。法律条文等を用いた構成で、国保行政の事業運営機構、国保制度の沿革についても掲載しています。国保事務に携わるすべての方に必携の一冊です。

- ■A5判／880頁1色　■改訂20版
- ■ISBN 978-4-7846-0295-7

本体 4,200円＋税

特定健診・特定保健指導担当者必携の書

11431
標準的な健診・保健指導プログラム（平成25年4月）
＜巻頭解説：改正のポイントと活用アドバイス＞（平成25年6月発行）

巻頭解説　津下一代（あいち健康の森 健康科学総合センター センター長・医学博士）

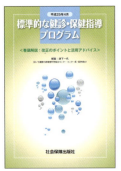

厚生労働省健康局公表の「標準的な健診・保健指導プログラム（平成25年4月）」を市販書籍化しました。巻頭に津下一代氏による解説「改正のポイントと活用アドバイス」を掲載。全ページにインデックスを設け、利便性を高めています。特定健診・特定保健指導のご担当者必携の保存版です。

- ■A4判／306頁2色
- ■ISBN 978-4-7846-0261-2

本体 2,600円＋税

特定健診・特定保健指導担当者の机上に1冊！

11193
特定健診・特定保健指導の手引
（平成25年6月発行）

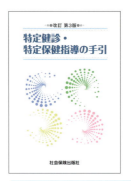

特定健診・特定保健指導制度第2期の内容を反映した改訂版です。今回から付録に「特定健診・特定保健指導の円滑な実施に向けた手引き（Ver.2）」を掲載しています。医療保険者・保健指導担当者必携の書です。

- ■A4判／432頁2色・1色　■改訂第3版
- ■ISBN 978-4-7846-0262-9

本体 3,600円＋税

公衆衛生担当者必携のデータ集

11515（年度版）
生活習慣病のしおり 2015
（平成27年11月発行）

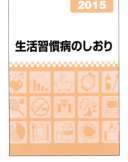

カラーのイラストやグラフを用い、各種統計をわかりやすく表示しています。2016年から始められる"がん登録"について掲載。また、昨年6月の労働安全衛生法改正において新たに創設された"ストレスチェック制度"についてまとめています。その他、各種データの更新を行っています。

- ■A4判／62頁カラー・116頁1色
- ■ISBN 978-4-7846-0290-2

本体 1,300円＋税

がんに関する情報を網羅した資料集

11616（年度版）
がんのしおり 2015
（平成28年3月発行）

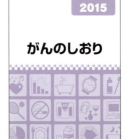

がんに関する諸資料をカラーのグラフや図説で展開。「健康日本21（第2次）」におけるがん関連の目標、各がんの統計資料なども充実しています。わが国のがんの動向から治療、診断、がん対策などを詳細に解説。統計以外も随時見直し、新しい情報に更新しています。

- ■A4判／64頁カラー・52頁1色
- ■ISBN 978-4-7846-0291-9

本体 1,300円＋税

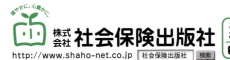

株式会社 社会保険出版社
http://www.shaho-net.co.jp

ご注文・お問い合わせ　本社 TEL.03(3291)9841
大阪支局 TEL.06(6245)0806　九州支局 TEL.092(413)7407

※ご注文いただきました製品の発送にかかる送料は別途となります。
※監修者・著者等の所属・肩書きは、刊行・改訂時に掲載しております。